西園マーハ文

Nishizono-Maher Aya

日本評論社

摂食障害の精神医学

「心の病気」としての理解と治療

The Psychiatry of Eating Disorders

はじめに

　摂食障害は，有病率の高い疾患である。しかし，苦手意識をもつ治療者が少なくないこと，また，当事者も治療を望まない場合があることなどさまざまな要因から，治療が理想的には進みにくいのが現状である。私は長く摂食障害の治療や研究に携わってきたが，残念ながら今の状況は，私が研修医のときに比べてさほど改善したとはいえないように思う。私が研修医だった1980年代は，摂食障害は新しい精神疾患として論じられる機会も多かったのだが，その後日本では，精神医学のなかの大きな専門性には発展していない。

　これには，いくつかの理由があるだろう。精神医学領域の薬物療法が大きく発展するなかで，摂食障害にはあまり薬物療法が有効でないことも一因だろう。また，児童思春期の領域では発達障害が大きなトピックとなり，摂食障害はそのかげに隠れてきたという面もあるように思われる。摂食障害の発症が減って話題にならなくなったのであればよいが，そうした状況には思えず，子育て困難や虐待の背景に，親の未治療の摂食障害がある例も散見される。むしろ，精神科医から見えない場所にも摂食障害は広がっているのではないかと思われる。発症そのものが減るのが理想だが，現状ではそれは難しく，せめて摂食障害を『特別難しい病気』ではなく，『普通の病気』にして治療の機会を増やすことに尽力すべきだろうと思っていたところに，本書出版のお話をいただいたので，ありがたくお受けすることにした。そしてこの機会に，身体症状の深刻さへの対応に追われがちな摂食障害臨床のなかで見落とされやすい，発症の背景にある心の問題も正面から取り上げたいと考えた。

　医療者，とくに精神科医が，摂食障害を遠ざけることなく，うつ病や統合

1

失調症と同じように診療の場で日常的に対応できれば，早期に援助を開始できる事例も増えるのではないだろうか。身体症状が固定化する前に援助が開始されれば，心理的な問題も話題にしやすくなる。メンタルヘルスの援助者が摂食障害への苦手意識を払拭し，興味をもって治療に取り組んでいただく一助に本書がなれば幸いである。摂食障害の治療は精神科医だけでは進められない。精神医学を強調したタイトルにはなっているが，この領域にかかわりのあるさまざまな立場の方に手に取っていただければと思っている。

　本書は，過去の論文にいくらか書き下ろしを加えて構成している。書籍化にあたり，既発表の論文にも事例を加えるなど加筆修正を行った。診断基準等はできるだけ現在の表記に改めたが，引用文献等はあえてすべては更新せず，執筆当時に引用したものを大部分残している。過去から少しずつ着実に研究が進んでいること，しかし過去の知見に今の臨床にも有用なものがあることを読み取っていただければと思う。

目　次

第Ⅰ部
摂食障害という「病気」を考える

第1章

摂食障害とは
思春期の事例から

摂食障害と思春期

　摂食障害とは，いわゆる拒食症，過食症など，心理的背景をもつ食行動の問題の総称である。メディアにもしばしば登場しており，病名を耳にしたことがないという人は少ないと思う。しかし，メディアで取り上げられる際は，「ダイエットが高じて拒食症になった」「母親の育て方が原因で過食症になった」というような単純化された説明が多く，摂食障害の発症や経過の複雑さについては，正しく知られていないように思われる。

　かつて拒食症に対して「思春期やせ症」という病名が用いられたこともあるが，今でも拒食症は思春期の発症が多い。しかし，慢性化もめずらしくなく，中年に達しているものもいる。近年，拒食症より有病率の高い過食症においては，発症年齢はおおむね遅く，成人期の発症も多い。一方で，小学生年代での発症も増えているといわれる。[(1)]

　このように摂食障害は，思春期に特異的な問題ではなく，広いライフサイクルを視野に論じるべき疾患であるが，それぞれの患者の病理を理解したり，治療を考えたりするうえで，その個人が思春期をどう過ごすかが大きなテーマであることは疑いがない。

　摂食障害は「グレーゾーン」が大きい。ダイエットをする人が多い現在，「ダイエットをしているが健康な範囲の人」と拒食症患者との境界がわかり

にくく，摂食障害患者とダイエット実践者の話を混同して論じられることがしばしばある。あまり病的でないダイエット実践者も含めれば，やせを礼賛するメディアの影響は大きいが，ダイエット者が全員摂食障害になるわけではない。実際，治療を要する人々は，単にやせてきれいになりたいという以上の心理的問題を抱えていることが多い。

摂食障害の最大の謎は，拒食症は19世紀から症例報告があるにもかかわらず，当時の報告には，やせ願望が記されていないことである。現代の症例は，19世紀の症例と類似しているが，そこにやせ礼賛文化の影響が加わっている面があり，この現象のなかに現代の思春期のあり方がうかがえるともいえる。

健康な範囲のダイエット者とは異なった特徴をもつ摂食障害のイメージを共有するために，以下に事例を提示する。なお，本書で示す事例はすべて，特定の事例ではなく，典型的な特徴をもとにした架空のものである。

事　例——拒食症と過食症

（1）Aさん（私立中学校2年生女子）の拒食症の事例
〈現病歴〉

Aさんは，中学受験をして私立女子中学校に入学した。合格は難しいといわれた学校であり，入学後，周囲の人たちの頭の回転の速さや，部活と勉強を両立させる要領のよさに圧倒されることが多かった。部活に入らないと暗い人と思われるのではないかと不安でバレーボール部に入った。

別の中学でもう少し余裕のある生活をしたほうがよかったと思うこともあったが，母親に少し弱音を吐いたとき，「今の学校に入りたくても入れない子もいるのに」と言われ，それ以降，何も言えなくなった。今の学校では，いくら勉強しても成績は下位だと自分でも十分わかっているが，小学生の頃は見たことがなかったような低いテストの順位を見ると恐怖感を覚え，空き時間は勉強していないと不安になった。

その頃，部活の友人から，先輩の誕生日プレゼントの買い物と会計役を頼

まれた。計算を間違えて多く集金してしまい，何人かから「頭悪いね」と言われた。その友人たちがその後も普通に接してくれるのを見ると，特別な悪意はなかったのだろうと頭ではわかった。しかし，この発言には大きなショックを感じ，部活に行くのが怖くなった。

　夏休みに入り，母親の勧めで，漢方医のところにニキビの治療に行った。「脂っこい食べ物は避けるように」と言われ，食事にどれくらい油が含まれているかが急に気になるようになってしまった。ゆで野菜と豆腐しか食べなくなり，急激に約5kg体重が減少した。体重減少後，集中力が向上したように感じ，朝4時に起きて勉強をし，6時からジョギングをする習慣がついた。こうすれば，部活に行く恐怖心が少し薄らいだ。

　一日に何回も体重をはかり，絶対に増えないように注意した。部活の顧問が体重減少に気づき，部活を休んで病院を受診するよう伝えたが聞き入れなかった。母親は，本人が希望しない受診をさせるのに抵抗があるようであったが，さらに体重が低下し，立ちくらみで転倒するのを見て，心療内科を受診させた。初経は中学校1年生の夏で，その後不規則ながら1～2ヵ月に一度はみられていたが，この3ヵ月間は無月経である。

〈生活歴〉

　両親との3人暮らしである。父親は会社員。出張が多く，育児にはあまり参加していない。母親は，Aさんが中学校に入ってからパートで働いている。Aさんは幼少時からおとなしい性格で，本ばかり読んでいるため，母親が，音楽教室，絵画教室など同年代の子どもがいる場所に連れ出すようかなり努力をした。

　ピアノなど，家で一人で練習することは好きだったが，どの習いごとも，とくに強い興味を示すことはなかった。小学校時代，市内で一度転居したが，新しい学校に慣れるのには時間がかかり，なかなか友だちができなかった。このため，母親の判断で，塾や習いごとは以前の家の近くに通った。中学受験の前は，塾通いにかなりの時間がとられる状況であった。

〈まとめ〉

　生来，対人交流が苦手なタイプである。さまざまな能力をもっているが，

本人が特別興味をもつものはなく，受身的に課題をこなす子ども時代を過ごした。発症の契機としては，友人たちからの非難，漢方医の食事指導などが挙げられるが，それ以前から，思春期を乗り越えていくことには難しさがあったといえる。挫折感を味わった後は，体重コントロールにしか意識が向かない状況となっている。

では，過食症の場合は，どのような背景があるだろうか。

（2）Bさん（公立高校2年生女子）の過食症の事例

〈現病歴〉

Bさんは，中学校の頃から陸上部に入っている。高校では違うスポーツをやりたいと思っていたが，記録がよいために熱心に勧誘され，高校でも陸上部に入部した。しかし，高校入学後は記録があまり伸びなかった。部活に行かない日が増え，顧問に叱責された。練習に熱心でないために体重が増えていること，そのせいで記録も落ちているという悪循環を指摘された。それまで体重をあまり気にしたことはなかったが，これを機に急に気になるようになってしまった。

Bさんは，卒業後は美容系の専門学校に進学したいと漠然と思っていたが，ちょうど部活の一件があった頃，母親から調理系の学校を強く勧められた。母親の兄が飲食店を経営しており，この伯父からも，調理系の学校に行くなら学費を援助する，将来は店を譲ると言われた。調理には興味がないので，進路の話が出るたびにモヤモヤした気分になったが，どのように母親に話をすればよいかわからなかった。

徐々に自室で過ごすことが多くなり，食事時間にも家族を避けて，コンビニで買ったものを一人で食べることが多くなった。そのうちに，大量のスナック菓子を食べて，モヤモヤを解消するようになった。体重がこれ以上増えたらどうしよう，という恐怖感から食事を抜くときもあったが，そうすると空腹感をコントロールできず，ますます過食が増えた。

あるとき，菓子パンを大量に食べた後，腹痛が起きて嘔吐してしまった。

それ以来，過食の後に嘔吐する癖がついた。夜中に過食嘔吐し，朝体調が悪く，遅刻することが増えた。顧問から呼び出されてまた叱責され，次の日から2日間学校を休んでしまった。担任から連絡があり，進路について悩んでいることは話したが，過食嘔吐のことは話せなかった。

　担任からの連絡で登校はするようになったが，母親にはなかなか進路のことを切り出せず，過食嘔吐は悪化した。今の状況に対して自己嫌悪が強く，それを晴らすために過食をし，体重増加の恐怖から嘔吐し，それがまた自己嫌悪になるという悪循環だと自分でも気づいていたが，やめられなかった。

　体育の時間に体調不良で保健室に行き，睡眠不足であることを養護教諭に話し，そのときに初めて過食症状についても話をすることができた。スクールカウンセラーを紹介され，心療内科の受診について相談中である。

　〈生活歴〉

　両親と2歳下の弟との4人暮らしである。両親はBさんが小さい頃から不仲で，Bさんは母親の愚痴の聞き役であった。父親は，暴力は振るわないものの暴言を吐いたり物を壊したりすることがあり，Bさんは，子ども時代からビクビクして過ごすことが多かった。伯父は家が近く，事情を理解してくれており，父親が荒れているときは，母親とBさんと弟で伯父の家に行くこともあった。

　弟は，小学校低学年の頃まで教室での立ち歩きなどの問題があり，母親は学校から頻繁に呼び出されていた。児童精神科を受診し，薬物療法は必要ないレベルだが，注意欠如・多動症の特徴があるので，家族の正しい対応が大事だと言われた。母親は弟にかなり手がかかっていたので，Bさんは，母親に心配をかけずに何でも自分でやらなくてはと思っていたという。

　〈まとめ〉

　将来の進路を考える時期に発症した事例である。Bさんは母親を支える役割を担っており，また，父親の衝動コントロールが悪いことから，自分の率直な感情は表現しない子ども時代を過ごしていた。そのことが今も問題となっている。

　この２事例のように，発症前は「やせてきれいになりたい」という意識が強くない場合も多い。児童期から思春期へ，またその後の成人期へという移行に伴う心理面の難しさについても理解しておく必要がある。なお，ここに描出したのは発症形式の例であって，中学受験やスポーツが必ず発症に関連するわけではない。これらがどのような意味をもつかは個人によって当然異なる。

　治療上は，心理的理解の一方で，身体症状にも対応が必要である。従順な"いい子"だった当事者たちにとって，「食べなさい」という勧めにノーと言うことが初めての自己主張という場合も多く，治療のプロセスは容易ではない。

摂食障害の精神医学的定義

　摂食障害の病歴と生活歴の例を示したが，精神医学では摂食障害を次のように定義し，理解している。

（1）一般に拒食症と呼ばれている病態

　英語ではanorexia nervosa（AN）と呼ばれ，神経性無食欲症，神経性食欲（食思）不振症などの訳語がある。anorexiaとは，もとはラテン語であり，「食事に対する欲望（orexis）がない」という意味だが，実際の患者は必ずしも食欲がないわけではないことから，「神経性やせ症」という訳語も推奨されている（以下，本書ではこの訳語を用いる）。

　表1-1に，米国精神医学会による『精神疾患の診断・統計マニュアル』の最新版であるDSM-5の診断基準[(2)]の要約と，診断基準以外に生活に支障をきたす要因となる特徴や身体症状を示すが，これらは神経性やせ症の多彩な症状のごく一部である。診断基準というのは，研究上あるいは米国では医療保険の適用上必要となるものである。他の疾患と区別できるよう，重要な症状のうちいくつかが示されている。精神疾患の症状は多彩なため，診断基準に書かれているもの以外にも症状があることには注意を要する。

表1-1　神経性やせ症の症状

（1）神経性やせ症の診断基準に挙げられている項目（DSM-5）
　　A　必要量と比べてカロリー摂取を制限し，年齢，性別から期待されるよりも
　　　　非常に低い体重になっていること
　　B　非常に低体重であるにもかかわらず，体重増加に対する強い恐怖があるこ
　　　　と，または体重増加を妨げる持続した行動があること
　　C　自分の体重または体型の体験の障害。自己評価に対する体重や体型の不相
　　　　応な影響または現在の低体重の深刻さに対する認識の持続的欠如

（2）診断基準以外の症状で，生活に支障をきたす要因になるもの
　　①過活動，運動強迫
　　②日々の生活がワンパターン化する
　　③社会的孤立

（3）身体症状
　　①徐脈，低血圧，赤血球減少（貧血），白血球減少，無月経など低栄養の影響
　　②骨粗鬆症など長期経過後の症状

　診断基準Aは，極端な食事量制限と低体重である。成長期のケースでは
「やせる」ではなく「身長の伸びが止まる」という症状の場合もある。診断
基準Bは，一般に肥満恐怖といわれる症状である。すでに述べたように，発
症前はやせ願望を口にせず，「部活が忙しすぎて食べる暇がなかった」「食べ
るとお腹が痛くなるので食べないようにしていた」といった説明も多い。忙
しすぎて食べられなかったというような説明を信じてよいかはしばしば議論
になるが，体重を増やさないよう行動していると思われる場合は，診断基準
Bに該当する。

　発症後は，診断基準Cに示されるように，体重次第で自己評価が変わる傾
向が強く出て，100g体重が増えただけで死にたくなり，登校できないとい
うような場合も少なくない。また，決めていた量よりひと口だけ朝食を多く
食べたことに一日中とらわれて，他のことを考えられないといったことも多
い。この極端さが，健康な範囲のダイエット実践者とは異なっている。

　拒食症は現代病のように論じられることが多いが，anorexia nervosaとい
う病名は，ビクトリア女王の侍医も務めた英国の医師Gullが19世紀に提唱
したものである。英国以外にも，西欧諸国からの症例報告は複数ある（第7

表1-2　神経性過食症の症状

（1）神経性過食症の診断基準に挙げられている項目（DSM-5）
　　A　次のような特徴をもつ過食エピソードが繰り返しみられる
　　　　①他とはっきり区別される時間帯に，同様の状況でほとんどの人が食べる
　　　　　量よりも明らかに多く食べる
　　　　②この間は，食べることを抑制できないという感覚がある
　　B　体重の増加を防ぐための反復する不適切な代償行動。たとえば，自己誘発
　　　　性嘔吐，緩下剤，利尿薬，その他の医薬品の乱用，絶食，過剰な運動など
　　C　過食と不適切な代償行動が3ヵ月間少なくとも平均週1回は起こっている
　　D　自己評価が体型および体重の影響を過度に受けている
　　E　その障害は神経性やせ症のエピソードの期間にのみ起きるものではない

（2）診断基準以外の症状で，生活に支障をきたす要因になるもの
　　①経済的困難
　　②高すぎる理想を掲げ挫折しやすい傾向

（3）身体症状
　　①口腔内症状
　　②低カリウム血症に伴う心機能不全

章参照）。

　Gullの症例は，極端な体重減少や，食べさせようとすると強い抵抗を示す
こと，本人はどこも悪くなく元気だと主張することなどが細かく報告されて
いるが，「やせ願望」については記述がない。英国以外からの報告でも同様
である。

（2）一般に過食症と呼ばれている病態

　英語では，bulimia nervosa（BN）と呼ばれる。DSM-Ⅳでは神経性大食
症という訳語が使われていたが，DSM-5で神経性過食症という訳語になっ
た。Bulimiaという言葉には「牛のように食べる」という意味がある。

　神経性過食症の症状も多彩である。表1-2にその一部を示す。過食は「詰
め込むように食べる」という食べ方であり，本人には苦痛である。周囲は，
「好きで食べているんだからやめられるはず」「意志が弱い」と叱責しがちだ
が，診断基準Aの②に挙げられているように，過食が始まると意志の力で止
めるのは難しく，強い無力感を味わうことになる。

　診断基準 D に示すように，自己評価が体重次第なのは拒食症と同様だが，過食により体重が増加するため，自己評価の浮き沈みが激しい。体重増加の恐怖心から体重を減らす行動（代償行動）を伴うが，多くは自己誘発性嘔吐である。下剤乱用や甲状腺ホルモンを含有する「やせ薬」を個人輸入するなどの危険なケースもみられる。

　過食嘔吐は，「自己嫌悪を感じたらすぐ過食する」「過食したらすぐ吐く」という「即時性」が特徴であり，B さんのように，自己嫌悪→過食→嘔吐→自己嫌悪というサイクルが一日に何回転もする結果になりやすい。体重は正常範囲のことが多く，低栄養も目立たないが，嘔吐や下剤乱用が激しいタイプでは，低カリウム血症となり，心機能に影響をおよぼす。頻繁な嘔吐のために，歯のエナメル質の酸 蝕などが起きる場合もある。

（3）心理的問題

　神経性やせ症や神経性過食症の診断基準にはあまりくわしく挙げられていないが，患者には，対人不安，自己評価の低さ，完全癖，自分の感情を表出できないなど，さまざまな心理的特徴がある。これらは発症前からみられる特徴であり，また，発症後に強まって，治療を難しくする特徴でもある。これらのなかで，しばしば治療の中心的テーマとなる自己評価の低さとアレキシシミアについて考えてみる。

　①自己評価・自尊感情の低さ

　A さんも B さんも，「自分がいつもやるようにやればきっとできるだろう」「自分なら何とかなる」という，自分に対する安心感，信頼感が薄い。このように，スポーツ，楽器の練習，勉強などに打ち込み，周囲は自信のある子だろうと思っていても，本人はそう感じていない場合が少なくない。真面目な努力家で，ある年齢までは成果が出ていても，思春期以降，実力の差が顕在化する機会に挫折感が生じ，その後さらに無理な努力を重ねてしまう。

　学校の席次や競技会の成績は，本人が努力しても他に優れた人がいれば上がらないが，体重の数値は自分の思い通りにコントロールできるため，のめ

りこみやすい。やせ始めは「思い通りにやせる」という高揚感があり，一時的には集中力が向上した感じや万能感がある。幼少時から自己価値観が低い子どもには，それまでの生活でこのような高揚感をもてる体験は少なく，やせによって一時的に得られる高揚感のために，やせ行動は是正されにくい。

　現代では，体重だけでなく知的能力も，偏差値などの数値で把握する傾向が広まっている。そうすると，数値目標に縛られるなど，完全癖，強迫性といわれる心理的特徴が強まる。

②アレキシシミア

　摂食障害の患者の多くに，「自分の気持ちを表現できない」という問題がある。「素直ないい子」「言われたことはきちんとできる」という特徴と表裏一体をなすものである。「何がストレスなの？」と言われて表現できれば解決方法が見つかりやすいが，本人にもうまく表現できない。治療を受け始め，治療者と一緒に少しずつ家族にも話をした後で，本人はそんなに悩んでいたのかと家族が初めて気づくケースも多い。Bさんもそうした例だろう。

　この傾向は，アレキシシミアまたはアレキシサイミア（alexithymia）と呼ばれ，「失感情症」と訳されている。thymiaは「感情」を意味し，lexisは，ディスレキシア（失読症）でも知られるように「言葉」を意味する。摂食障害だけではなく，心身症全般に多い傾向であり，ストレスをみずから認識できないことが身体症状につながると考えられている。自分の感情を人に言葉で説明できないだけでなく，自分でも何が問題か言語的に捉えられないことが多い。摂食障害では空腹感や満腹感を自覚できない患者が多く，これも含めてアレキシシミアと呼ばれる。

　背景はさまざまで，本人の生来の傾向の場合もあるが，Bさんのように，家族の暴言のために家庭内で安全感がもてなかったり，子どものほうが親を支える立場になっているなど，家庭環境が影響していると思われる場合もある。明らかな虐待があるケースもある。

原因（causes）について

　やせを促すメディア情報に多くの人が触れるなか，上記のような心理的特徴をもっていると発症しやすいといえるだろう。発症しやすさには，他の因子もある。疾患の「原因」を論じるとき，英語では"causes"と複数形であり，また近年では「リスクファクター」という概念を用いることが多いが，これも英語では"risk factors"と複数形である。他の精神疾患と同様，摂食障害でも，原因は１つではなく，生物学的要因，家族の要因，本人の心理的要因など複数のものが絡んでいる。

　生物学的要因とは，たとえば，食欲中枢の脆弱性である。健康な人では，食事量が減った後は，食欲が亢進して体重を戻そうとする。つまりダイエットは失敗するのが健康なのだが，まれに数ヵ月間の食事制限が続いても，食欲が亢進しない人がいる。思春期やせ症は，二卵性双生児よりも一卵性双生児の一致発生率が高いことから[4]，遺伝的に規定される食欲関連の脳内物質の機能不全などが推定されている。やせ文化の影響なく発症した19世紀の症例は，食欲調節に問題のある人だったかもしれない。

　家族についてもさまざまな研究があるが，「このような家族だと発症する」というエビデンスは示されていない。家族のコミュニケーションに問題があっても，発症前からみられるのか，患者の行動が発症後に家族に影響しているのかは判別しにくいものである。子どもに対する虐待がみられる場合はきちんと対応する必要があるが，それ以外のケースでは，精神医学では近年，家族（育て方）原因説はあまり用いられない。むしろ，発症後の経過に家族がおよぼす影響が重視される。発症後の家族の対応により慢性化する場合はあるからである。また，家族が患者におよぼす影響だけでなく，家族の側が，本人の行動に負担を感じたり影響を受けたりするという視点も重要である。

　摂食障害に対する家族研究の初期に，家族全体が自分の意見を言えない纏綿状態（enmeshment）という概念[5]が提唱されたが，これは今でも，発症後

の患者と家族に観察される現象である。纏綿とは，糸が絡まり合ったような状態という意味である。たとえば，母親が本人の意志を言葉で確認せず「あなたによかれと思って」行動することが常となっているような家族では，親子の気持ちが絡み合って子どもに束縛感を抱かせやすい。これは，ある程度は健康な家族にもみられる現象であり，かつての文化では美徳とされていた。しかし，拒食症の娘を前にして「娘の声がまったく聞かれないのが問題だ」と治療者から指摘されても変われないような親には，他者の意志を知ることへの強い恐れや，他者にも意志があることに気づかないという問題があることも少なくない。こうした家庭で母親の意向に沿って生きてきた患者が，「家族のためではなく，自分が生きていくために食べる」ようになるのは，長い道のりである。

　一方で，現在では，絡み合いよりも子どもへのかかわりの乏しさが問題となる家族も増えている。娘の瀕死の拒食にも，「彼女の人生の選択なのでいいじゃないですか」と言う親もいる。子どもの気持ちに虚心坦懐に耳を傾ける態度に乏しいという意味では，纏綿家族と似ている面もある。拒食症患者に声をかけるのは難しいものだが，⁽⁶⁾これらの特徴をもった家族は，子どもがやせてきても声をかけないことが多い。あくまでも発症後の観察であるが，家族のこういった特徴が治療の遅れの大きな要因になったと推測される事例は少なくない。

社会の問題を振り返る

　やせブームの影響が強いのは確かだが，「やせブームが拒食症をつくる」というのは，やや単純化しすぎた見方である。生物学的側面，心理学的側面，また家庭環境面で何らかの脆弱性をもった者が倒れやすく，思春期はとくに，そのような脆弱性をもつ者がつまずきやすい時期だといえる。

　治療場面では，患者や家族を前に社会要因を話し合っても解決にはならない。診察室では個人の脆弱な部分を援助していくわけだが，治療の途中でやせブームの風に当たればまた倒れることになるので，社会要因を無視はでき

ない。Gullは良好な治療成績を報告しているが，当時のほうが治療しやすかった可能性はある。

　Gullの時代と現代の社会の違いを挙げるとすれば，以下のようなものがある。現代は，摂食障害に脆弱性をもった人には危険な時代になっているといえるだろう。

（1）神経性やせ症をめぐる社会の変化

　①思春期女子のほとんどが学校など競争を伴う集団に所属している

　Gullの時代には，経済的に余裕がある家庭の女子の多くは家庭教師から教育を受けており，集団での競争場面は少なかった。女子には特別な教育を施さない場合も多かった。

　②メディアの影響が大きい

　Gullの時代にも服の流行などはあった。1850年代の英国婦人家庭画報の型紙を使ってつくったドレスを日本の女子学生に着用させた報告[7]によると，どれも胴が細すぎたという。しかし，この頃の雑誌に，女性がコルセットで胴を締め上げることに対する戯画は多数あっても，やせるための情報が多数掲載されたということはなかったようである。また，画報を購入し，それを手本にドレスやコルセットをつくるのはある程度富裕な層に限られると考えられ，メディアの影響は，現在の諸メディアの影響より小さいのではないかと推測される。

　インターネットに自分のやせた姿の写真を掲載する「プロアノ（pro-anorexia：拒食症礼賛）」と呼ばれるジャンルのサイトがあることは，海外の専門家の間では以前から問題になっている。近年のようにソーシャルメディアが発達すると，やせを礼賛する情報が，思春期女子に対して，より個人的なメッセージという形で届くことも懸念される。

　③身体を数値ではかる方法が一般化している

　現代の拒食症患者の多くは，体重をデジタル体重計で小数点まではかり，その数値に一喜一憂している。Gullの時代，体重計は家庭に常備されるものではなかったが，今はほとんどの家庭に体脂肪率まで測定できる体重計があ

る。

　身体には，数値ではかれる「物」としての面と，本人にしか感じられない身体感覚があるが，「今日は身体の調子がいい」「身体が重い」などの身体感覚よりも数値を重視しやすいのは社会全体の傾向である。摂食障害では数値へのこだわりがより強い。スポーツについても，スポーツによって自分の身体がよく動くことが実感できて好ましい場合も多いが，Bさんのように記録の数値で評価される世界に入ってしまう場合は，体重も数値でコントロールする傾向になりやすい。

（2）神経性過食症をめぐる社会の変化

　一方，過食をめぐる社会の変化としては，次のようなものがある。

　①食べ物が商品となっている

　過食症状は，「今すぐ食べたい」という衝動で始まり，コンビニエンスストアなどですぐ買って過食し，嘔吐という展開になる。米を釜で炊くところから始めなければ手元に食べ物がないという社会では過食は成立しにくく，自分で調理しなくてもスナック菓子などが商品として気軽に手に入る社会では出現しやすいといえる。

　②買い物の匿名性

　店主と話をしながら買い物をするような地域の店とは異なり，コンビニでの買い物は，匿名性が保たれたマニュアル対応である。「さっきも買ったのにまた買うの？　一人で食べるの？」といった声かけがなされることはまずない。買う行為にストップがかかりにくい状況である。

　③女子が自由に買い物できる

　若年女性が自由に使える金銭を持ち歩ける社会は，過食を容易にしている。とくに日本では，夜中でも比較的安全に女性が行動できるため，夜中も症状が続きやすい。

　④プライベートな空間

　過食はプライベートな空間でなくては生じにくい。女子が自分の個室をもっている社会では生じやすくなっている。

思春期再考

　「思春期は蒸気機関車とともにつくられた」という，社会心理学者Musgroveによる有名な言葉がある。[(8)] 蒸気機関車は1765年にワットが発明し，思春期という概念はルソーが1762年に著書『エミール』のなかで初めて論じたという。

　蒸気機関車は産業革命の始まりとともに生まれたが，産業革命後の工場で子どもが労働していた事実もあり，産業革命が思春期という時代をすぐに社会全体にもたらしたわけではない。産業革命の進展とともに，工場のなかでの思春期労働者の労働条件への配慮がなされ，触法者においても思春期年齢であれば処罰より矯正を考えるなど，「思春期」というものが明確になっていった。

　Musgroveの言葉は，長い歴史のなかで無関係に見える 2 つの現象を並べてみると，一方の意味がわかりやすくなるという洞察の方法でもある。これに類似した並列法をやや強引に提案するとすれば，「拒食症は自動車とともに始まった」といえるのではないかと筆者は考えている。

　ガソリン自動車をベンツやダイムラーが開発して一般人が乗れるようになったのが1885年頃であり，Gull の拒食症の報告の時期に重なる。車を運転したから拒食症になるわけではないが，拒食症が多い国で車社会でない国はない。この時期から，消費や個人の欲望の追求のあり方，身体の意味などが大きく変化していったのではないだろうか。

　現在もこの時代が続いているのだろうが，近年は，消費生活やメディアとの関係において，小学校高学年から大学生まであまり差がないという新しい現象もみられる。Gull の時代よりも，「少しずつ大人になっていく」というプロセスが実感できにくくなっているといえる。現代の思春期の多くは，「人と比べてどうか」「自分より成績がよい／細い人がいるか」などにとらわれているが，これは「正規分布のなかの自分」という発想である。

　受験偏差値というのは正規分布の発想そのものだが，相対評価であるか

ら，自分が伸びても，他の人の伸びがより大きければ偏差値は下がる。成長を実感するには，保健室で用いるような成長曲線の発想のほうが望ましい（第2章に詳述）。成長曲線では，その個人が，自分の線のうえで，年齢とともに伸びているかを確認できる。どの線に乗っているかを考慮せずに，人より体重が重い軽いというのは無意味である。

　成長曲線にも集団のなかの標準的な伸びという規範は含まれるものの，その個人が過去より伸びていれば伸びとして認識できる。成長曲線を描くだけで病気の予防ができるとは思わないが，思春期の成長が実感できにくい現在，身長や体重だけでなく，さまざまな能力についても「自分は年齢とともに伸びていっている」感覚をどこかで体得する必要があるだろう。そして100年後に「○○病はSNSとともに始まった」と言われることのないよう祈りたいものである。

［文　献］

（1）作田亮一，鈴木真理，武田綾他「座談会　摂食障害の治療が社会に根付いていくためには―治療の現状と今後の課題」『日本社会精神医学会雑誌』23巻，123-139頁，2014年

（2）American Psychiatric Association: *Diagnostic and statistical manual of mental disorders. Fifth edition.* American Psychiatric Publishing, 2013.（日本精神神経学会日本語版用語監修，髙橋三郎，大野裕監訳『DSM-5精神疾患の診断・統計マニュアル』医学書院，2014年）

（3）Gull, W.W.: Anorexia nervosa. *Lancet* 1: 583-584, 1888.

（4）Treasure, J.L., Holland, A.J.: Genes and the aetiology of eating disorders. In: McGuffin, P., Murray, R.（eds.）: *The new genetics of mental illness.* Butterworth-Heinemann, pp.198-211, 1991.

（5）Minuchin, S., Rosman, B. L., Baker, L.: *Psychosomatic families: anorexia nervosa in context.* Harvard University Press, 1978.（福田俊一監訳『思春期やせ症の家族―心身症の家族療法』星和書店，1987年）

（6）西園マーハ文「摂食障害の目の前の子どもに何ができるか―長期化症例も増えている今だから」『教育と医学』730号，360-367頁，2014年

（7）中島俊郎『オックスフォード古書修行―書物が語るイギリス文化史』NTT出版，2011年

（8）Musgrove, F.: *The invention of the adolescent.* Indiana University Press, 1965.

第2章
摂食障害は「病気」なのか

はじめに

　「摂食障害は病気なのでしょうか」「摂食障害は障害なのでしょうか」という質問を受けることがある。質問の背景として、できれば病気、障害と言ってほしくないというニュアンスを感じることも多い。また、「摂食障害は精神疾患なのでしょうか」という質問も受ける。この質問には、「病気なのか」という疑問に、精神疾患や精神医療に対するスティグマの問題が加わり、精神疾患とは言ってほしくないというニュアンスがますます強くなる。スティグマとは、もともと「烙印」を意味する言葉だが、疾患、そして疾患をもつ人に対する偏見についてこのように表現されることが多い。

　精神科医は精神疾患というレッテルを安易に貼りすぎだという意見も聞く。日本では、心療内科や小児科で摂食障害を診療することも多いため、精神疾患と思いたくなければそういった診療科を受診するという選択肢もある。しかし日本以外の多くの国では、摂食障害は精神疾患の1つと位置づけられている。私自身も、摂食障害は精神疾患の1つだと考えている。このように言ってしまうと抵抗を覚える方がいるとすれば、「精神疾患と考えると最もうまく対応できる」と言い換えてもよい。本章では、摂食障害は病気なのか、精神疾患なのか、精神疾患として捉えるとどのようなメリットがあるのかなどについて考えてみたい。

病気かどうかの考え方——「正常範囲」とは

「"正常"から外れた状態」というのが，病気の定義の1つだろう。体重についても，BMI（Body Mass Index）が10，たとえば身長が160cmで体重が25.6kgであれば，正常範囲を外れていると見なすことに異論がある方は少ないと思う。しかし，正常と異常の間に線を引くのは，グレーゾーンでは難しくなってくる。

　日本の医療機関では，採血などによる検査が頻繁に行われる。検査データには「正常範囲」が設けられているが，これにはどのような意味があるのだろうか。正常範囲は，多くの人々の検査データから平均値や標準偏差を求めて設定されている。検査は，そこから見てその個人の値が極端であるか否かを判断している。身長160cmの人を1000人集めて体重をグラフにすると，正規分布に近いグラフができる（図2-1左。特定の年齢人口の体重は厳密な正規分布にはならないが，ここでは簡略化して示している）が，25.6kgの人は極端に左のほうに位置するだろう。正常範囲を平均の1標準偏差以内，あるいは2標準偏差以内など，どのように設定しても，正常範囲外となる可能性の高いポジションである。

　しかし摂食障害の場合，このような「集団のなかで正常範囲か否か」という判断は必ずしも治療に役立たない。比較的大柄な人が多い家系で，160cm・60kgだった人が，半年間で48kgになったとしたらどうだろうか。160cm・48kgは正常範囲を大きく外れる低体重ではないが，60kgで安定していた人が短期間にこの体重になるのは自然な変動とはいえない。米国精神医学会による診断基準を見ると，DSM-Ⅳ[1]とDSM-Ⅳ-TR[2]では神経性やせ症の診断基準に「期待される体重の85％以下」というような表現があったが，DSM-5[3]では数値の基準はなくなった。これは，米国では，もともと90kgだった人が60kgになるなど，期待体重の85％以下にはならないが神経性やせ症として対応すべき対象が多い状況を反映した修正だと思われる。

　日本においても，60kgから48kgになった生徒が，「同じクラスには47kg

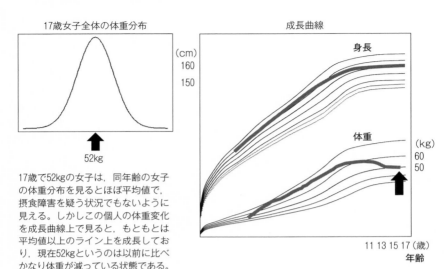

17歳女子全体の体重分布

(cm)
160
150

成長曲線

身長

体重

(kg)
60
50

52kg

17歳で52kgの女子は，同年齢の女子の体重分布を見るとほぼ平均値で，摂食障害を疑う状況でもないように見える。しかしこの個人の体重変化を成長曲線上で見ると，もともとは平均値以上のライン上を成長しており，現在52kgというのは以前に比べかなり体重が減っている状態である。

11 13 15 17（歳）
年齢

図2-1　ある年齢の体重分布と成長曲線

や46kgの子もいるのに，なんで私だけ注意されるんですか」と言ってくることがある。臨床的には，この生徒に「正常」という太鼓判を押すのは危険である。検討すべきは，その個人の身体の状態の推移である。その際，成長曲線が参考になる（4）（図2-1右）。成長曲線には，平均値，平均値プラスあるいはマイナス1標準偏差（または90パーセンタイルなど）といった，何本かのカーブが描かれている。大柄な人，平均的な人，小柄な人のカーブといってもいいだろう。継時的変化を考えれば，自分が乗っているカーブを知り，そのカーブに沿って伸びていくのが「正常」である。たとえある時点で48kgという，集団のなかでは「正常範囲」の体重を示していても，ある時期からもともとのカーブよりかなり下にきていれば，何か病的なことが起きているということになる。自分が沿うべき線の上で伸びていくことを目指すというのは，身体の成長に限らず，学校の成績などにも当てはまる。これは，他人との比較で自己評価を低くしがちな思春期の子どもたちには重要なメッセージである。それまで歩んできた道は人によって違うことを踏まえ，自分のパーソナルベストを目指すことを促したい。

　検査データを正常化するのが治療だと考える人が，「標準体重になるまで治ったとはいえない」と言うことがある。医師がそのように言い，標準体重に近くなるまで退院させない場合もある。しかし，発症前の体重や心理的な症状がどのようなものかにより，その時点で標準体重を目指すのが治療目標といえるかどうかは変わってくる。一般的には，発症後間もないケースでは標準体重に近い体重を目指し得るが，慢性例ではこれが難しくなりやすい。どのような事例でも，「病気」かどうかはさまざまな情報を見て判断する必要がある。1つの指標でなく総合判断が重要なことは，NICE（英国国立医療技術評価機構）ガイドライン[(5)]にも述べられている。

　検査値の正常化が治療という考え方が，さらに大きな問題を生じることもある。たとえば，神経性やせ症では，甲状腺ホルモンが「正常範囲」より低いことが多い。甲状腺ホルモンは代謝を亢進させるホルモンであり，栄養摂取が少ない拒食状況では産出が抑えられ，無駄なエネルギーを消費しない状態になっている。症状として観察されるのは，徐脈や低体温等である。ときに内科などで，甲状腺ホルモンの正常化が必要だとして甲状腺ホルモンが投与されていることがあるが，これは代謝を過剰に亢進させ，大変危険である。「正常化」の意味をよく考えて治療計画を立てる必要がある。

無月経は異常か

　当事者の家族や医療者が，「生理がこないのは病的」と表現することは多い。摂食障害で無月経の人の多くがかなりの低体重であることを考えれば，無月経の事例は，身体的にあまり健康とはいえない。一方で，「子どもを産む気はないので月経はなくてもよいのではないか」「女性だから子どもを産まなくてはいけない，生理がないのはおかしいという考えを押しつけられている気がする」という意見も聞く。そうかと思えば，かなりの低体重で無月経になっている女性が，「将来子どもを産めなくなっては大変だから」と，婦人科でホルモン治療を受け，毎月出血だけは起こさせている例もある。本人は必ずしも望まないのに家族がそのようにさせている場合もある。「生理

がくるようにする」ことを「正常」の指標にしてよいのだろうか。

　女性ホルモンと総称されるエストロゲンなどのホルモンは，脂肪組織のなかで活性化された形となる。そして，女性ホルモンは，月経の出血だけを起こすものではなく，身体に対してさまざまな機能をもっている。骨代謝はその１つであるが，女性ホルモンが少ないと，骨塩が減少し，骨粗鬆症となる。「女性」ホルモンという名称のために月経以外の働きは見えにくくなっているが，脂肪組織を失って身体中の重要なホルモンの諸機能が低下した状態は，病的だといえるだろう。これは単に女性ホルモンを投与すれば解決するというような問題ではない。かなりの低体重で体脂肪が極端に少ないなかで，女性ホルモンの投与で出血だけが起きているのは病的状態である。外からホルモンが投与され，身体内に女性ホルモンが循環していると，視床下部は卵巣を刺激して女性ホルモンを産出させようとはしない。卵巣はますます休んだ状態となる。外部から投与する前に，栄養状態を改善して脂肪組織を取り戻し，ホルモンを産生できるような働きかけが必要である。

　世間には「生理が３ヵ月こないと子どもが産めなくなる」などの俗説があり，無月経について，当事者の母親が強い不安を訴えることがある。体重が回復して月経も回復すれば妊娠・出産は十分可能であることを伝えるとともに，体重が非常に低い状態でのホルモン投与は体調を悪化させ，摂食障害という問題を隠蔽してしまうこと，あまり治療的でないことを当事者や家族には伝えたい。極度な低体重でなくても，たとえば，160cm・40kgくらいで，ホルモンで月経を起こさせる治療が延々と続いている事例は非常に多い。本人がこのことを悩んでいる場合もあれば，「生理はあるから私は普通」と主張する場合もある。いずれにせよ，この状態から次の段階に進むには，一度自分の病状に向き合う必要がある。

　なかには，低体重が持続した後，体重が回復したにもかかわらず，月経再開が遅れることがある。その際に一定期間ホルモン投与を行うのは適切である。

摂食障害は「障害」か

　「障害」という用語への反発は大きい。たとえば，発達障害については，障害と呼ばず個性と考えよう，発達の凸凹と考えようという主張がしばしばなされる。たしかに「障害」とレッテルを貼ることで，その子どもを援助するどころか排除する力が働くのならば，この用語は役に立っていないといえる。発達障害にはグレーゾーンが大きいが，グレーゾーンにまで「障害」とレッテルを貼ることには大きな問題がある。

　「障害」という言葉は，英語のdisorderの訳である。摂食障害以外にも，過去には「強迫神経症（obsessive compulsive neurosis）」と呼ばれていた疾患が，DSM-Ⅲ以降，「強迫性障害（obsessive compulsive disorder）」となった。DSM-5では英語は変わらず，日本語訳は「障害」を避けて「強迫症」となっている。用語をめぐる問題の発端は，英語圏でneurosis（神経症）という用語が，長年使用されるうちに「メンタルのおかしい人」といったイメージが強くなってしまったことにある。かつては精神分析が盛んであり，神経症者は「エディプス・コンプレックスが強い人」，つまり母親への愛着が強すぎる人というような過剰な意味づけがなされる場合もあった。これらを払拭し，できるだけ原因には踏み込まない中立的，科学的な病名とするために使われるようになったのがdisorderという表現である。orderつまり秩序状態にないのがdisorderで，不調を意味する中立的な用語として提案されたものであったが，日本語で「障害」と訳されたことで，回復しない病状というイメージが強くなってしまったといえる。

　DSM-5では，Feeding and eating disorders（食行動障害および摂食障害群）という大きな分類のなかにさまざまな病型が記されている。disordersの訳として「不調」なども可能とは思うが，「摂食不調」では過食がイメージしにくく，「摂食症」としてもいま一つ意味がわかりにくい。神経性やせ症，神経性過食症というそれぞれの病型を使えば，「障害」という言葉は避けられるが，2つの病型を移行する人やグレーゾーンの時期をもつ人もお

り，「摂食障害」としか表現しにくい事例が多いのも確かである。「摂食障害」という言葉を使う場合は，「障害」といっても人によって症状や経過は異なり，回復するケースも多いことを伝えていくというのが，現時点では最善の対応だと思われる。

「神経性やせ症の人」などのカテゴリーで見られることの意味

　摂食障害に限らず，診断名がついてしまうと，そのこと自体の衝撃に加えて，「その診断名の人」というカテゴリーで一括りにされることに抵抗を感じる人もいる。身体疾患でも，たとえば「糖尿病の人」と一括りにされると，「節制ができない人」というイメージになり，食生活が原因ではない1型糖尿病の人にも偏見が向けられることがある。このような否定的なイメージは精神疾患のほうがより強いだろう。また，疾患の症状は当然人によって異なるが，インターネットなどで検索すると，教科書的な例しか挙げられていない。統合失調症の人でも，「本に書かれている症状とだいぶ違うから自分は統合失調症でない」などと考える場合がある。ここには，病名への拒否感とともに，自分があるカテゴリーに含められてしまうことへの反発もあるのではないだろうか。

　メディア等に登場するのは自分は摂食障害だと積極的に発言する人たちで，摂食障害と見なされたくない人の意見はなかなか表には出ない。しかし，摂食障害のことを他人に話していない当事者は非常に多い。病名で一括りにされてしまうことに対する抵抗感の背景には，他の人とは共有できない自分の問題と考えたほうが問題を抱えやすかったり，プライドを保ちやすかったりすることがあるのだろう。

　一方で，他の当事者や家族の話を聞き，「自分以外にも同じようなことが起きている。これは病気の症状なのだ」と実感することが治療に取り組むきっかけになることも多い。病気，疾患というものは，違う人生を歩んでいるAさんにもBさんにも類似の症状を引き起こす。これはやはりセロトニンの代謝など，疾患に何らかの身体的基盤があるためだと思われる。しかし個人

差ももちろんある。たとえていえば，「教科書例」というのは，図鑑に書かれた絵のようなものである。ある植物の特徴が明確に描かれているのが図鑑の絵だが，実際のその植物は，育つ環境によって背が高かったり花の色が薄かったりするだろう。他の人にも共通するその病気の「型」を知り，一方でその個人の特徴を知ることが治療には役に立つ。

摂食障害は誰でもかかり得るものか

摂食障害は病気であるという立場で話を進めているが，それが誰でも罹患し得るものなのかということも，「病気」を受け入れられるかどうかに影響するであろう。インフルエンザなど市中に多い感染症は，誰が罹患してもおかしくない病気であり，罹病期間が短いこともあって，罹患者に強い偏見は生じにくい。しかしそれでも，不摂生ではないか，ワクチンを打たなかったのがいけなかったのではないかなど，否定的イメージをもたれることはある。新型コロナウイルス感染症でも，罹患者に強い偏見が生じたことは報道されている通りである。

では精神疾患は誰にでも起こり得る病気だろうか。その疾患に対する罹患しやすさは，リスクファクターと呼ばれる。たとえば，うつ病ならば，性格傾向，生活上の大きな変化，仕事等の過剰な負担がリスクファクターである。また，家族にうつ病の人が多ければ，それもリスクファクターとなり得る。近年は，うつ病については，「職場がブラックだったりパワハラ上司がいたら誰でもかかり得る」といったイメージが普及しているのではないだろうか。

摂食障害については，若い女性が圧倒的に多かったり，社会で活躍している人の万引きが報道されることなどから，うつ病に比較すると，「外見にこだわりすぎる人」「苦労知らずで食べ物のありがたみがわからない人」「心の闇を抱えた人」など，「かかる人」のイメージが悪い傾向にある。摂食障害にも，女性であること，完全主義的な性格傾向，学業や仕事上の挫折，家庭環境，競争的な活動（スポーツや学業）を行っているなどのリスクファクタ

一がある。これらのリスクファクターがある以上，摂食障害は，誰でも「同じように」罹患する病気とはいえない。しかし，誰が罹患しても不思議はなく，女性だけ，心に深い闇がある人だけが危ないというわけではない点に注意する必要がある。

食行動は「個人の選択」か病気か

　食べるか食べないか，何をどれくらい食べるか，体重をどれくらいに保つかなどは，個人の選択であり，医師が介入すべきではないという考え方もある。海外には，第1章でも触れたプロアナ，つまり拒食症的な生き方を宣伝する人や，プロミア（pro-bulimia）つまり過食症的な生き方を宣伝している人がいる。そして，「神経性やせ症は，病気ではなく私の生き方だ」「何でも正常でなくてはいけないというのは医師の傲慢だ」というような主張とともに，自分の身体の写真などをSNSに投稿している。海外ではこれらは有害メッセージとされているが，SNSで個人に向けて届けられると，テレビや雑誌以上に影響が大きいといわれている。

　身体を極度にやせた状態に保つことは，本当にこれらの人々の主張のように，好みとして自由意志で選択できるもの，いわば服の好みのようなものなのだろうか。

　当事者の話を聞くと，神経性やせ症の場合，「やせたい意志はあったが，あそこまでやせる気はなかった」という人がほとんどである。そして，極度にやせてしまうと，自力でもとに戻すのは難しい。行きすぎたと気づいて焦っていても，「もっと食べろ」と周囲に言われて反発したり，やせた後，人と距離を置いたために，助けを求められなかったという場合が非常に多い。つまり，最初から自由意志の選択として，160cm・30kgになっている人はほとんどいない。いったん低体重になった後，変化を拒絶する説明として自分の意志であると言っていることが多いように思われる。

　低栄養，低血糖の影響下にある精神状態での判断も自由意志と考えるならば，これも自由意志の一種ではある。しかし，回復した後の当事者に話を聞

けば，「あの頃のことは，意識が朦朧としていてあまり覚えていない」と語ることが多い。やせた身体をＳＮＳで人目にさらすのは，競争心が強くなっている患者にとっては，他の人に対する勝利宣言のようなものであろう。いずれにせよ，やせた後の一連の行動は，摂食障害の病理に強く支配されているように思われる。

　過食症についても，「食べること，吐くことは私が選択した行動なので，病気だからと私から取り上げないでほしい」という主張も聞く。たしかに，食べる，吐くなどが唯一の気分転換という人もいる。また，社会的に孤立している当事者が，同じ病気の人と知り合い，「吐くのは普通だよね」「万引きも普通だよね」という話の共有を通じて親しくなることもある。その意味で，症状を自分自身の選択，自分にとって普通の行動と捉えることは，同じ病気の人とつながる第一歩としての役割がある。また，症状があることで自分を責め，そのためにさらに症状が悪化するという悪循環のなかにある人にとっては，責めずにいることは，悪循環が若干和らぐきっかけになる場合もあるだろう。

　しかし，これらの人々もチャンスがあれば症状をなくしたいと思っていることが少なくない。「私が好きでやっている」という主張は，病気に支配された発言かもしれないという視点の提供は試みてもよいだろう。かつては，当事者の集まりのなかで，医者は過食嘔吐をやめさせるからよくないというような考えが強い場合もあった。しかし，最近は，「回復」に取り組むグループも多くなっている。症状があることを認め，そのことで過度に自分を責めないということと，症状をコントロールし回復を目指すことのバランスは難しく，ややもすると「症状があって何が悪い」に戻りがちである。当事者はこの危ういバランスを日々生きていることを，周囲は理解するべきであろう。

「外在化」という概念

　近年，摂食障害の治療では，「病気」の部分を「外在化する」という考え

方が用いられている。[(7)] この概念の登場により，摂食障害の当事者や家族との治療関係は以前と比べはるかにつくりやすくなった。外在化とは，当事者という人物全体が「拒食症」なのではなく，当事者のなかの「食べてはダメ」と考える部分が「病気」で，その人自身とイコールではないという捉え方である。英語でいえば，"I'm anorexic." ではなく，"I have anorexia." ということになる。

　海外では，病気の部分を魔物のように描いた絵がしばしば用いられる。これが本人の背中に取りついて，耳元で「そんなに食べる？」「食べちゃ負けだよ」と囁いているようなイメージである。このように考えると，本人は「そろそろ普通の生活に戻りたい」と思っているのに，病気がうるさいので言うなりになってしまい，本人も困っているのだと捉えることができる。海外の教科書の絵では，背中に魔物が取りついて，本人はやせ細り，困った表情になっている。このようなイメージがもてれば，「食事を拒否してばかりでおかしい」「素直な子だったのに性格が悪くなった」と本人を責めがちな家族も，本人の置かれている状況が理解できるようになる。海外では，この病気の部分を擬人化して名前を付けることも行われている。典型的なのが，anorexia（拒食症）の綴りの一部を使ったAna（あるいはAnna）という名前で，当事者が「アナがまた『食べるな』とうるさく言ってきたが無視してやった」というような自己観察ができるよう活用されている。この考え方を用いれば，極端な食行動は「個人の選択」ではなく，病気に支配された行動と捉えやすくなる。

　このように，外在化は非常に有用な概念だが，これが簡単にできるとは限らない。精神症状には「自我異和的（自我違和的）」なものと「自我親和的」なものがある。たとえば，強迫性障害の「ばい菌がついた気がして何度も手を洗ってしまう」等の行動は，「こんなに気にするのはおかしいと自分でわかっている」，つまり自分のなかで違和感のある自我異和的な症状であり，おかしいとわかっているのに何度も手洗い行動をしてしまうことが苦痛となる。他方，摂食障害の当事者が体型や体重を気にするのは，当初は自我親和的であり，「こんなに体重を気にするのはおかしい」とは思っていない

ことが多い。「体重が100ｇ増えたから学校に行けない」と思っている人
が，「こんなに気にしてしまうのを何とかしたい」と思えるようになるまで
は長い道のりである。中間段階の「こんなに気にしなくてもいいのかも」に
長くとどまる人も多い。しかし，少なくとも外在化の概念を共有すること
で，家族も当事者もみなで病気と闘っていこうという協力体制はつくりやす
くなる。

外在化の概念がないと，本人に共感的に接しようとしても，「食べたくな
いんですね」と病気の言い分を聞くだけになってしまい，治療は進まない。
「食べなきゃと思うけど，食べてはいけないと思う自分もいて不安になるん
ですね」というのが治療に役立つ共感である。この考えは，当事者や家族だ
けでなく，学校関係者などとも共有できると役に立つ。「摂食障害の当事者
は，摂食障害という病気を抱えて困っている」という見方ができれば援助が
しやすいだろう。

英国の専門家Treasureは，自分のなかの摂食障害に対して手紙を書く方
法を勧めているが，これは外在化を進めるのによい方法である。手紙は２通
あり，１つは「憎たらしい拒食症へ」のような内容で，摂食障害のために自
分が困っていることを書いてもらう。２つ目は「親愛なる拒食症様」のよう
な内容で，摂食障害になることで自分が得ている「疾病利得」に気づくきっ
かけとなる。

身体疾患を「外在化」した秀逸な例として，食道癌を患った文筆家・江國
滋氏の「おい癌め　酌みかはさうぜ　秋の酒」という俳句がある。これは辞
世の句として詠まれたようなので，外在化して病気を抱えていくという意味
を読み取るのは間違っているかもしれないが，ここでは病気との対話的な関
係性を表す句として引用させていただく。摂食障害の場合，最終的に病気を
乗り越えることを治療者としては期待したいが，その途中では，「酌みかは
さうぜ　秋の酒」的な語らいがあって病気と別れるのが，よい回復過程かも
しれない。「おい拒食症」「アノレキめ」「ブリミアめ」の後，どのような下
の句が思い浮かぶだろうか。「酌みかはさうぜ　秋の酒」で，病気が酩酊し
てくれればよいが，第１段階としては「そろそろいじめをやめてほしい」と

か「そろそろどこかへ行ってくれ」など，自分がずっと病気に支配されている様子が思い浮かべば外在化は進行中であるといえる。

　従来の考え方では，医師は「疾患」「疾病」という視点で病気を見るのに対し，当事者は「病い」として主観的に体験するといわれてきた。摂食障害についてもどちらかというと本人と病気が一体化した「病い」の語りがされてきたが，外在化すると，「病気」の見え方も本来の自分との関係も，「病い」の新しい体験様式となるのではないかと思われる。当事者からの「病い」の新しい表現に期待したい。とくに，病気に完全に支配された極度の低体重，低血糖の時期，本人はそれをどう体験したか，回復してどのように振り返るかはまだあまり詳細に論じられていない。これらを知ることで，病気に支配されている当事者への声かけも洗練されたものになるだろう。

摂食障害は精神疾患か

　「摂食障害は精神疾患」という表現は受け入れられない当事者や家族も多いようである。これは，摂食障害の問題に加えて，精神疾患のもつ否定的イメージの影響が大きい。精神疾患というと，幻覚や妄想に支配された精神病的のものをまず思い浮かべ，「自分はそこまでおかしくない」と感じてしまう。

　摂食障害はなぜ精神疾患だといえるのだろうか。摂食障害の症状のうち，よく知られたものは「やせ願望」「肥満恐怖」などである。これだけ取り上げれば，一般の若い女性にもみられる心理である。また，低体重，低血圧，貧血など若い女性に多い身体症状が目立つことも考えると，精神疾患ではなく内科的疾患と考えたいという立場もあるだろう。「精神の病気と言うのはかわいそう」と内科や小児科で言われた経験のある当事者も多い。しかし，摂食障害の当事者と丁寧に面談すれば，「やせ願望」は症状のごく一部であることがわかる。自己評価の低さ，そして自己の不確かさをコントロールするための完全主義，自分の感情の把握がうまくいかない傾向（アレキシシミア）など，さまざまな心理的症状がある。体重をコントロールすることで一

過性にこれらの心理的問題もコントロールできたという万能感が食行動の問題を長引かせている点が，健康な人の軽いダイエットとは異なる部分である。このように食行動の問題の背後に心理的問題があることが，摂食障害が精神疾患であることの1つの根拠である。とくに未治療状態が続いた場合の，自分の病状が認識できない病状否認や病識をもつことの困難は治療上大きな問題となる。病状を否認したまま身体の状態が悪化し，医療保護入院となることもある。こうした症状の存在が，精神疾患として対応したほうがよいもう1つの根拠である。

　この章の冒頭で，海外では摂食障害は精神疾患の1つとして治療されていると述べた。たとえば英国では，精神疾患は地域の精神科治療チームが中心となって治療にあたっているが，摂食障害も基本的にはこの範疇に入っている。摂食障害専門病院がある地域も増えており，これらの地域では，ある期間は専門病院とその外来が治療を担当し，安定したら地域の精神科治療チームあるいはかかりつけ医がフォローするという形になっている。

　精神疾患の近年の治療の原則は，表2-1に示すようなものである。長期の入院治療の弊害が明らかになったのが1960〜70年代であり，その後は地域での治療が主体となっている。地域とは，特定の自治体というより，入院（施設）に対置される概念であり，治療としては外来治療やデイケアを活用しながら自宅で生活するのが基本となっている。日本でも，統合失調症等の精神疾患についてはこのような理念で治療が行われている。しかし摂食障害は，入院の部分だけが注目され，各病院での栄養補給や行動療法が工夫されてきた。心療内科や小児科では，体重を増やしながら入院期間を長くとってしっかり治すという考え方も強いようである。これでうまくいくケースもあるが，入院で体重は増えてもその後の治療に対する理解がないままに退院するケースが多いのも周知の通りである。神経性やせ症の低体重患者に経鼻腔栄養を行って体重を増やすだけで退院させるのは，統合失調症患者を入院させてデポ剤（注射薬）だけで治療するのに似ている。体重増加，幻聴の軽減という入院時の治療目標は達成しても，退院後の治療に関する本人の関与の必要性を明確にしていなければ再発は免れない。統合失調症の人を入院させ

表2-1　摂食障害にも統合失調症にも当てはまる治療の考え方

1	地域での治療が重要であり，入院は，治療のなかの一部である
2	急に入院を要する病状はあるが，それ以外の場合は，事前に当事者と治療計画をよく話し合い，外来治療と連続性のある形で入院治療を行うのが望ましい
3	入院から退院後の治療への移行は丁寧に行う。退院後に医療機関との接点が薄くなりそうなケースには，入院中に心理教育を実施し，治療継続の必要性を説明する
4	次に入院するとしたらどのような病状のときかということを当事者，家族，治療者が話し合って同意しておく
5	当事者，家族，治療者が再発時の対応について同意しておく。再発のサインは，本人が気づくことが重要である
6	症状軽減だけでなく，社会参加の支援も重要である
7	治療は，多職種がかかわるとより効果的である

てデポ剤を打つだけという治療が実際にはまず行われないのと同じように，摂食障害の治療では，入院治療効果アウトカムのなかに，症状の軽減だけでなく治療の必要性の理解や治療への抵抗感の軽減なども加えることが望ましい。

　摂食障害も，表に挙げた精神疾患としての治療アプローチが役に立つ場面が多々ある。統合失調症と摂食障害は普通，かけ離れた疾患と思われているので，「統合失調症モデル」という表現は受け入れにくいかもしれないが，「統合失調症モデル」で考えると治療計画が立てやすいことは多い。退院する前に，次に入院するとしたらどのような条件で入院するかを文書化しておくことはとても重要で，英国では摂食障害にも早くから実施されている[10]。これは当初，統合失調症の治療で試された方法であり，近年は日本でも「事前指示」という名称で，さまざまな疾患の治療に活かされている[11]。摂食障害の場合，この方法で次の入院の条件を話し合うと，たとえば30kgで入院した人は，入院生活の苦しさを振り返り，今度入院するならもう少し手前の33kgくらいがいいと言うなど，治療的な選択が期待できる。英国では，次の入院の条件を地元のかかりつけ医とも共有するシステムになっている。

　摂食障害も統合失調症も，初発時の早期対応は簡単ではない。自発的に相談することは少なく，かなり重症化した後の入院治療が初めての医療との接

点という場合もこれまでは少なくなかった。このようなケースは今後もある
だろうが，入院中にしっかりと心理教育を行うことが重要である。一方で，
近年は学校と医療の連携による早期発見の試みもなされている（コラム⑥参
照）。これらの早期の事例には，充実した外来治療を提供し，学校生活，社
会生活から完全には離れずに治療を行うことが望まれる。

　精神疾患では，近年「リカバリー」という概念も用いられている。[12][13]リカバ
リーとは回復という意味だが，「医学的（臨床的）リカバリー」と「パーソ
ナルリカバリー」があると考えられている。医学的リカバリーとは症状の軽
減で，統合失調症ならば幻聴の減少などを意味するが，摂食障害では，体重
の回復や過食嘔吐の軽減がこれに相当する。一方，パーソナル（個人的）リ
カバリーとは，発症前は非常にストレスの多い生活をしていた人が治療のな
かで本来の自分を取り戻し，得意なスキルを伸ばして自信がついたとか，新
しい人間関係ができて成長できた，といったものである。摂食障害では，パ
ーソナルリカバリーが症状の軽減，場合によっては消失をもたらすこともあ
る。統合失調症でも，社会参加が進んで不安が和らぎ，幻聴も軽くなって処
方が減るということはあるが，完全に薬物療法から離れられる事例は多くな
い。摂食障害については，パーソナルリカバリーが進めば，医学的治療を卒
業できる可能性がある。もちろんそのプロセスには紆余曲折があり，再発の
リスクもある。医学的治療を拒否するのではなく，医学的リカバリーとパー
ソナルリカバリーが連動するようなリカバリーモデルが役に立つだろう。医
学的リカバリーにパーソナルリカバリーを組み合わせるには，もちろん当事
者との交流も大切だが，医師，心理職，福祉職，作業療法士などが連携し，
社会参加を支援することが非常に重要である。

おわりに

　14世紀にイタリアのシエナに生きた聖女カテリーナ（カタリナ）など，
中世には，神経性やせ症だったと思われる女性の記録がある。しかし，この
状態の改善に医師がかかわってはいないようである。摂食障害に病名がつ

き，医学雑誌のなかで論じられるようになったのは19世紀である。心身の不調を医学の領域で扱うことは，「医学化（medicalization）[14]」と呼ばれる。医師が権威をもって治療にあたることや薬物療法優先の治療が行われるため，心身の問題の医学化には反発する人も多い。

　摂食障害では，早期の段階の治療がまだ充実しておらず，また退院後の再発も多いため，強制栄養など医学化された治療が前面に出やすい。このため，摂食障害の治療においても医学化への反発は大きい。かつて統合失調症に関し，「精神科病院に入院させることが病状を悪化させる」という「反精神医学」の考えが強い時代があったが，プロアノ活動などはこれを彷彿とさせ，統合失調症と摂食障害治療が社会でどのように受け入れられているかという点での類似性も読み取れる。

　しかし，これまで述べてきたように，摂食障害を「病気」と捉えることがすべて問題なわけではない。むしろ，「病気として捉える」利点を早期に活用できれば，発症早期に，病気を外在化しながら本人を援助することができる。こうすることで，入院や強制栄養などは避けられるはずである。もちろん，医学的処置が救命のために必要なケースには入院治療が必要だが，いったん入院となったら，退院後のリカバリーを促進するような治療を心がける必要がある。「病気だから何とかしましょう」というアプローチが功を奏するかどうかには，「病気」のイメージが非常に重要なのはいうまでもない。専門家からの啓発も重要だが，摂食障害の回復者から，自分の体験を発信していただくことも有用だろう。2022年度から，高校の保健体育の授業で摂食障害について教えることになっており，教育場面での啓発にも期待したい（コラム②参照）。

　そして，早期からの対応を支えるには，プライマリケア段階での治療が充実することが非常に重要である。かかりつけ内科，あるいは市中の開業精神科などプライマリケア段階で「うちでは診られない」と言われて治療開始が遅れ，結局重症化して入院となるケースが今でも多い。これまで医療関係者の議論も，どちらかというと，専門病棟を充実させるといった話が多かったが，摂食障害の患者をすべて丸投げする・される病院ができても，治療の充

実にはならないように思われる。表2-1に示したことを一言でいえば，摂食
障害も他の精神疾患と同じく，入院はごく一部で，地域こそが主たる治療の
場であるべきだということである。早期に対応を始めれば，プライマリケア
で診療できるケースは多い。「専門家でなくては診られない難しい病気」と
いうイメージがあるために治療開始が遅れる状況を解消するには，卒前卒後
の医学教育でも摂食障害をきちんと取り上げる必要がある。摂食障害を正し
く「病気」として扱うには，まだ多くの課題があるといえるだろう。

[文　献]

（1）American Psychiatric Association: *Diagnostic and statistical manual of mental disorders. Fourth edition.* American Psychiatric Association, 1994.（高橋三郎, 大野裕, 染矢俊幸訳『DSM-Ⅳ精神疾患の診断・統計マニュアル』医学書院, 1996年）

（2）American Psychiatric Association: *Diagnostic and statistical manual of mental disorders. Fourth edition, Text Revision.* American Psychiatric Association, 2000.（高橋三郎, 大野裕, 染矢俊幸訳『DSM-Ⅳ-TR精神疾患の診断・統計マニュアル』医学書院, 2002年）

（3）American Psychiatric Association: *Diagnostic and statistical manual of mental disorders. Fifth edition.* American Psychiatric Publishing, 2013.（日本精神神経学会日本語版用語監修, 髙橋三郎, 大野裕監訳『DSM-5精神疾患の診断・統計マニュアル』医学書院, 2014年）

（4）「小児科医のための摂食障害診療ガイドライン」日本小児心身医学会編『小児心身医学会ガイドライン集—日常診療に活かす5つのガイドライン　改訂第2版』117-214頁, 南江堂, 2015年

（5）National Institute for Health and Care Excellence（NICE）: Eating disorders: recognition and treatment. NICE guideline, 2017.（https://www.nice.org.uk/guidance/ng69）

（6）American Psychiatric Association: *Diagnostic and statistical manual of mental disorders. Third edition.* American Psychiatric Association, 1980.（高橋三郎他訳『DSM-Ⅲ精神障害の分類と診断の手引』医学書院, 1982年）

（7）西園マーハ文, 小原千郷, 鈴木眞理「子どもの摂食障害の理解と治療」『小児看護』43巻, 41-45頁, 2020年

（8）Treasure, J.: *Anorexia nervosa: a survival guide for families, friends, and sufferers.* Psychology Press, 1997.（傳田健三, 北川信樹訳『拒食症サバイバルガイド—家族, 援助

者, そしてあなた自身のために』金剛出版, 2000年)

　(9)　江國滋『おい癌め酌みかはさうぜ秋の酒―江國滋闘病日記』新潮文庫, 2000年

　(10)　西園マーハ文「心理教育の適応拡大と技法の修正」『臨床精神医学』32巻, 1209-1214頁, 2003年

　(11)　渡邉理, 藤井千代, 佐久間啓他「『精神科事前指示』作成支援ツール開発の試み」『精神医学』59巻, 159-167頁, 2017年

　(12)　Leamy, M., Bird, V., Le Boutillier, C. et al.: Conceptual framework for personal recovery in mental health: systematic review and narrative synthesis. *Br J Psychiatry* 199: 445-452, 2011.

　(13)　van Eck, R.M., Burger, T.J., Vellinga, A. et al.: The relationship between clinical and personal recovery in patients with schizophrenia spectrum disorders: a systematic review and meta-analysis. *Schizophr Bull* 44: 631-642, 2018.

　(14)　Vandereycken, W., van Deth, R.: *From fasting saints to anorexic girls: the history of self-starvation.* Athlone Press, 1996.

女性アスリートと摂食障害

アスリートの摂食障害の特徴

　女性アスリートの摂食障害に特有の発症様式や症状の特徴は何だろうか。たとえば，「運動強迫」的な厳しい練習や，数値で自分をコントロールすることが奨励され，本人も周囲も病的なことが起きていると気づきにくいということがあるだろう。疲労感やつらさを感じても「感じないようにする」ことに慣れているなど，身体感覚を解離させる傾向が強い場合も多い。審美系のスポーツ，長距離走，体重階級別の種目などは体重コントロールのために摂食障害が発症しやすいと報告されているが，これら以外の競技でも発症は珍しくない。集団スポーツでは，挫折したときに孤立する感覚，レギュラーに選ばれない葛藤や嫉妬心，人に迷惑をかけているという自責感などの訴えがよくみられる。近年は，スポーツ推薦による学校への入学なども多いので，スポーツをやめると学籍を失うといった事情が重なることもある。自分の意志よりも，指導者に受身的に従うことが習慣化し，身体感覚や情緒が弱まっていることが問題となるケースも非常に多い。

　「女子アスリートの三徴」（利用可能エネルギー不足，無月経，骨粗鬆症）という用語も知られているが，これは神経性やせ症の症状のごく一部である[注1]。骨粗鬆症などに発展する前に，食生活や過活動，孤立傾向など行動面に注目して早期に対応することが重要である。以前は，三徴の第一はdisordered eating（食行動の乱れ）とされ，過食もイメージしやすかったが，「利用可能エネルギー不足」という用語になってから，過食や嘔吐はイメージされにくくなっている。実際には，体重を短期間に減らすために嘔吐するようになり，その後の空腹から過食嘔吐が習慣化して自分でコントロールできなくなった神経性過食症の発症は多い。

治療上の注意点

　摂食障害については，「意志が弱い人」というような誤解が社会にまだ多く，本人も「自分がしっかりすればいいだけ」と思って受診しないことがしば

しばある。アスリートの場合，「レギュラーから外されるのでは」などの懸念もあり，受診へのハードルはさらに高いだろう。アンケート用紙などでスクリーニングするという方法もあるが，高得点となっても競技で不利な扱いを受けないシステムをつくらなければスクリーニングは機能しない。チーム全体で，健康を大事にすること，健康問題が生じた場合は隠すのではなく早期に相談して対応することを評価するという文化が必要である。海外にはアスリート向け，指導者向けの摂食障害対応のパンフレットなどがあり，日本語版があるものもある。[2][3][4]また厚労省の研究班が作成した「エキスパートコンセンサスによる摂食障害に関する学校と医療のより良い連携のための対応指針」[5]には，どのような段階で受診を勧めるか，どのように部活指導者と教員が連携して対応するかなどが示されている。これらを参考に，治療の必要性を伝え，真摯に対応することが望まれる。

　治療中には，ほとんどの事例で，自転車通学をバス通学に切り替えるなども含め，運動量を抑えることが必要となる。これらの制限をどれだけ早い時期で行えるかが治療の成功の鍵と言っても過言ではない。病気の外在化（第2章参照）を周囲ができていないと，「練習は休みたくない」といった本人の話す「病気の言い分」を傾聴してしまい，体重は減り続け，最終的には入院という最も大きな制限がかかる対応をせざるを得なくなる。早期に発見すれば，制限は小さいもので済むうえに，本人の否認の心理もまだ軽い。制限に直面化することで自分の現実を受け入れることも可能なので，早期に治療を始めることは重要である。スポーツ指導者のなかには，体重は増やさないで貧血を治してほしいなどの希望をもつ人もいるが，生活全体を改善せずに一部のデータだけを正常化しようとするのは不適切な対応である。整形外科，内科，精神科などいくつもの科がかかわることも多いが，誰かが中心的な主治医となり，治療の進捗状況を把握しておくことが望ましい。

　また，スポーツに関連して発症した事例においても，家族の問題等が影響している場合が多いことは知っておく必要がある。治療においては，本人と家族のプライバシーを尊重することが大切である。

引退後の心身の健康

　アスリートの治療では，引退後の生活を視野に入れておくことも重要である。ある元オリンピック選手は，引退後の人生で，「憎しみ」「自己嫌悪」「罪

悪感」のループに入ったと述べている。彼女は摂食障害経験者ではないが，「33歳で初めて口答えをし，その時に自分の感覚を初めて取り戻した体験」について語っている。自己決定ができる状況でなければアレキシシミアの回復は難しいといえるだろう。

　　Ryanによれば，米国では，1976〜92年の間にオリンピック体操選手の平均身長は16.5cm低くなったが，これは競争年齢が下がり，小学生からその時点での最高パフォーマンスを期待されるようになったからだという。早期から競争的環境に入ることで，本来のその人の成長曲線から逸脱した状態にとどまるのは問題であろう。日本でも高校女子駅伝が盛んになったために，成長期に競争が起き，低体重選手が増えていることが指摘されている。減量の勧めが低年齢から始まれば，神経性やせ症やその後の神経性過食症，またそれに伴う万引きケースも増える危険もある。アスリート指導者は，目の前のパフォーマンスだけでなく，引退後の長い人生を考えて指導をする必要がある。

［文　献］

（1）西園マーハ文「スポーツと摂食障害―『女子アスリートの三徴』を超えて援助するには」『臨床スポーツ医学』35巻，224-225頁，2018年

（2）BEAT（英国摂食障害協会）「アスリート向けガイド」日本摂食障害協会（https://www.jafed.jp/pdf/beat-guide-athletes.pdf）

（3）BEAT（英国摂食障害協会）「コーチ向けガイド」日本摂食障害協会（https://www.jafed.jp/pdf/beat-guide-coaches.pdf）

（4）NEDA（米国摂食障害協会）「アスリートのコーチ＆トレーナー向け手引き」日本摂食障害協会（https://www.jafed.jp/pdf/other/nead_coach_and_trainer_toolkit_2020.pdf）

（5）摂食障害全国支援センター「エキスパートコンセンサスによる摂食障害に関する学校と医療のより良い連携のための対応指針」（http://www.edportal.jp/pro/）

（6）上岡陽江，小磯典子「対談　オリンピックを目指すアスリートの当事者研究」『精神看護』21巻，66-77頁，2018年

（7）Ryan, J.: *Little girls in pretty boxes: the making and breaking of elite gymnasts and figure.* The Women's Press, 1996.

（8）長宗拓弥「心むしばむ摂食障害」毎日新聞，2018年12月19日

第**3**章

摂食障害の診断基準と，その背景にある心理

診断基準は症状のごく一部

　摂食障害とはどのように定義される疾患だろうか。近年は，米国精神医学会の診断基準DSM-5が日本でも用いられているが，これによると，神経性やせ症では，①顕著な体重減少がある，②低体重であるにもかかわらず，体重増加に強い恐怖があったり，体重増加を妨げる行動が続いている，③自己評価が体重の影響を過剰に受けたり，低体重の深刻さを認識しない，という3点が診断項目として挙げられている。一方，神経性過食症では，①反復する過食エピソードがある，②体重増加を防ぐための嘔吐など不適切な代償行動がある，③これらが週1回以上3ヵ月以上続いている，④自己評価が体重の影響を過剰に受けている，という4点が診断項目である。では，神経性やせ症ではこの3つだけ，神経性過食症ではこの4つだけが疾患の特徴かというと，そのようなことはなく，これらはそれぞれの疾患の多彩な症状のごく一部に過ぎない。

　診断基準はなぜ限られた症状しか挙げていないのだろうか。これは，DSMの診断システムでは，他の診断との鑑別が重視されていることが理由である。そのため，ある疾患の病態を網羅的に挙げるのではなく，他の疾患と異なる部分に焦点を当てている。たとえば，多くの神経性過食症患者は抑うつ的な気分を抱えているが，抑うつ気分は診断項目に含まれていない。診

断項目として挙がらないさまざまな症状があることは，摂食障害患者に接したことがある治療者には自明のことだが，初めてこの疾患に接する場合には注意が必要である。

　スポーツ医学の領域では，「女子アスリートの三徴」という用語が，摂食障害とほとんど同義に用いられている（コラム①参照）。三徴とは，「利用可能エネルギー不足」「無月経」「骨粗鬆症」である。「利用可能エネルギーの不足」は，食事は摂っていても運動による消費が上回る場合など，アスリート特有の状況にはよく合っているが，行動への言及がなく，過食についてはイメージしにくい定義となっている。また，三徴には心理的特徴が1つも含まれず，「無月経」と「骨粗鬆症」も，摂食障害の多彩な身体症状のごく一部である。骨粗鬆症は受診して検査を受けなければ診断できないため，病初期にプライマリケア段階で診断することは難しい。摂食障害には，身体症状や精神症状を含めれば20徴，30徴以上の症状があるなか，三徴だけに注目すると，発症に気づきにくかったり，病気の大事な側面を見逃すことになる。「三徴」という表現は，「炎症の三徴」など，医学領域では古くから用いられており，医師には病理を表すことが明らかだが，一般の方には「女子アスリートの『特徴』」というイメージとなり，「アスリートならこういうことがあっても普通」と受け止められかねないという問題もある。わかりやすい診断項目リストは，注意して使用する必要があるといえるだろう。

　さて，前頁で示したDSM-5の神経性やせ症の診断基準のうち，2つは心理的な症状である。診断項目②はいわゆる「肥満恐怖」であり，拒食症のイメージとして多くの人に共有されているものであろう。診断項目③には2つの要素がある。最初の「少しでも体重が増えると自己評価が下がる」というのは，肥満恐怖に関連し，神経性やせ症ならばそうだろうと理解しやすい。もう1つの「低体重の深刻さを認識できない」という症状は，いわゆる「否認」と呼ばれる。極端な低体重でも「私は元気です」と言ったりして，周囲を戸惑わせるものである。これも神経性やせ症の低体重時の心理としてはよく知られている。この2つの心理は，神経性やせ症に特徴的で，他の疾患ではまずみられず，診断基準としては有用である。

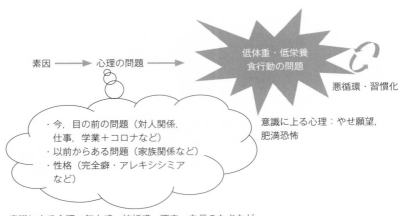

素因 ⟶ 心理の問題 ⟶ 低体重・低栄養
食行動の問題

悪循環・習慣化

・今，目の前の問題（対人関係，
　仕事，学業＋コロナなど）
・以前からある問題（家族関係など）
・性格（完全癖・アレキシシミア
　など）

意識に上る心理：やせ願望，
肥満恐怖

意識に上る心理：無力感，挫折感，不安，自信のなさなど

図3-1　摂食障害の症状の構造

　では，診断基準以外に，神経性やせ症の心理にはどのようなものがあるだろうか。このことを考えるには，摂食障害の症状の構造を踏まえる必要がある。摂食障害の症状は図3-1のような構造になっており，受診する時点で大きく目立つ低栄養や食行動の問題の背後に心理の問題がある。しかし，心理の問題は見えにくい。その理由は，食行動は，過食すれば嘔吐があり，これによる低血糖がまた過食を起こすなど，いったん症状が定着すると，必ずしも心理の問題を介さずに症状が勝手に持続する面があるからである。図3-1で悪循環・習慣化と書いた部分である。拒食の場合も，摂食量が少ない状態が長く続いているうちに小腸の吸収能力が低下し，食べても吸収されにくいという悪循環が生じる。診断基準になっている肥満恐怖や否認などの心理症状は，このような状況で観察される，いわば摂食障害が確立した後の症状である。もともと肥満恐怖がある人が発症すると思われがちだが，神経性やせ症のケースを見ると，「やせてきれいになりたい」という動機だけではない場合が多い。たとえば，挫折体験等があって不安になっているところに，たまたまダイエットを試して体重が減り，人から褒められたことを契機に，体重は1gも増やしたくないという心理が前面に出てくる，といった経過であ

る。

　受診の時点で，すでにかなり症状があり，身体治療が必要な場合は，図
3-1の悪循環になっている症状と肥満恐怖が前面に出るので，「どのような
ストレスが発症に関係していると思うか」といった質問は優先順位が低い。
また，こうした状態で治療者が本人の心理に傾聴の姿勢を示すと，「食べた
くない」「入院したくない」（外来の場合），「家に帰ったほうが食べられるか
ら帰りたい」（入院の場合）といった話になってしまうので，「まず栄養改
善」という治療方針のもと，あまり本人の話を聞かなくなっている場合も多
いように思われる。

　そもそも，摂食障害では，症状が悪循環になる前の段階でも，心理的背景
を本人も意識化できていないことが多い。これは，第1章で述べたアレキシ
シミアと呼ばれる心理的特徴による。神経性やせ症に典型的にみられるもの
だが，失感情症と訳されるアレキシシミアは，感情がないというより，感情
を言語化することの困難である。思春期では健康な人でも自分の感情を説明
するのは容易ではないが，神経性やせ症の場合はとくに難しい。心理的な問
題は具体的には認識されず，漠然とした無力感や不安という形でしか感じら
れない。アレキシシミアは病前性格でもあり，発症後にさらに強まる特徴で
ある。また，第1章で述べたように，神経性やせ症の家族には「纏綿状態」
（絡み合った状態）という特徴がある。本人だけでなく，「心理的に何がスト
レスなのか」と聞かれてもすぐ答えられない家族も少なくない。

　過食の場合は，神経性やせ症に比較すれば，対人関係や職場など，背景の
問題や心理的ストレスを自覚していることが多い。しかし，「このような症
状が出ているのは自分の意志が弱いせい」「人に相談する問題ではなく自分
で解決すべき」という思いから受診が遅れやすい。「過食や嘔吐をするのは
弱い人」といった偏見をスティグマと呼ぶが，自分で自分のことをそのよう
に思うのはとくに「セルフスティグマ」と呼ばれる。受診した後も，「過食
嘔吐を止めてほしい」という希望は述べるが，過食嘔吐の背景をじっくり考
えることには抵抗が強い場合がある。過食嘔吐の背景に自己嫌悪，怒り等が
隠れていることがあるが，このようなネガティブな感情が自分に対しても言

語化されずに，「何となくモヤモヤする」状態の当事者もおり，また一方で，「自己嫌悪や怒りがあるのはわかっているが，人にどう説明してよいかわからない」と，感情の共有化の部分で困難となる場合もある。

　肥満恐怖など，摂食障害が確立した後の心理は摂食障害の特徴としてよく知られているものの，治療には活用しにくい。「あなたには強いやせ願望がありますね」ということを指摘しても，「こんなにやせ願望が強いのはおかしい，何とかしたい」という人はあまりおらず，治療関係を形成するのは難しい。治療で問題にすべきは，食行動問題の背景にある心理である。治療で心理面がまったく話題に上らず，ただ体重をチューブ栄養で増やされるだけでは，自分がなぜ摂食障害になっているのか本人は理解できず，治療動機をもちにくいだろう。心理的背景がわかって初めて自分の問題として直面化することができる。

心理的背景に目を向ける方法

　このような症状の構造を知ったうえで，初診の段階から少しでも心理面に目を向けるには，次のような方法がある。

（1）初診時には，診断を伝えると同時に，心理的背景があることを示唆する

　初診時には，診断を伝え，本人に，自分の予想通りだったかを尋ねる。精神科受診に至ったケースでは，それまでにさまざまな人から受診を勧められており，本人は診断を受け入れることが多い。たとえば，神経性やせ症の人には，「神経性やせ症の発症にはさまざまな要因があるが，多くの方は，学校，部活，進路，家族などに心理的ストレスを抱えている。あなたの場合，思い当たることはあるだろうか」と聞く。とくに何もないという回答も多いが，「後でもいいので何か思いついたら教えてほしい」と伝えることに意味がある。「母子関係に問題があるに違いない」というように決めつけるのは望ましくないが，心理面について話し合う用意があることを伝えておくことで，その後の治療が展開しやすくなる。家族全体がアレキシシミア的な場合

はとくに重要だといえる。

（2）「本人が困っていること」を話題にする

「身体の調子は普通」「ストレスもない」「なぜこんなところに連れてこられたのかわからない」「ここへ来ていることがストレス」という事例には，本人が困っていることが本当にないか，一緒に考えてみる姿勢が重要である。たとえば1年前，2年前の自分との比較など，少し長いスパンで振り返ってもらうと，「勉強時間を増やしているのに成績が上がらなくなってきた」といった困り感を聞くことができる場合がある。他には，頭のなかをどのようなことが占有しているかを描いてもらう，「頭のなかの円グラフ」という方法もある。信頼関係ができると，「頭のなかの9割を体重や体型のことが占めていて，受験勉強に集中できず，苦しい」等の思いが聞かれることも多い。ここまで話ができたら，「頭のなかがそのような状況なのは苦しいと思うが，生まれたときからずっとこういう状態とは思えない，いつからこうなってきただろうか」と聞けば，そうした変化が起きてきた時期がわかる。多くは，顕著な体重減少の時期かその少し前の時期に一致する。そのときの体重や生活状況などを聞きながら，「最終的には健康な体重に戻ってほしいが，第一段階として，まずこのときの状態まで戻して脳に栄養を行き渡らせてから次の目標を考えましょう」という話ができれば，治療関係がつくれる。「何も問題がない」のではなく，以前からの変化はあり，困っていることを解決していくのが治療だというメッセージが伝われば，心理的なテーマも話題になりやすい。頭のなかが「体重のことばかり」になってから，家族に食べ物を強制的に食べさせる行動［注1］が出て喧嘩が増えたが，本当は喧嘩をしたくないというような，家族をめぐる話が出ることもある。

（3）成長曲線を読む

近年は，小学校の健康診断のデータが中学校の保健室へ，中学校のデータが高校の保健室へと送られることが多いようで，成長曲線を持参するよう依頼すると，小学校からの連続データを用意できる患者が多い（第2章参照）。

　神経性やせ症患者の成長曲線を見ると，保健室でやせを指摘されたのは中
3 でも，実は中 1 から，もともと本人が乗っていた線から外れ始めていると
いったケースがしばしばある。中 1，中 2 のときは，その時点の体重として
極端に低くはなく，ハイリスクな生徒として保健室でチェックされなかった
が，その個人の成長曲線として見ると問題が明らかというケースである。成
長曲線を見ながら，「このあたりから実は伸び悩んでいるのが読み取れる
が，何か思い当たることはないか」と聞いてみると，成績や友人関係等の背
景が語られることもある。

（4）質問紙を用いる

　上記のようなアプローチでも心理的問題が明らかにならないときは，質問
紙を使用するのもよい方法である。どのような質問紙を用いるかは臨床家の
判断であり，使い慣れたものを用いるのがよいが，肥満恐怖ややせ願望など
摂食障害ができあがった後の特徴を見る質問紙では，背景の心理を把握しき
れない。たとえば，Eating Disorder Inventory-2 [注 2] という質問紙には，[2][3][4]
無力感，対人不信，アレキシシミアなどを測るサブスケールがあり，これら
を計測して本人と共有すると治療に役立つ。[5]「無力感が強い時期は過食が増
えることがわかった」「無力感が強いと嘔吐のコントロールをあきらめる傾
向があることがわかった」「最近少し苦しさが減ったが，完全癖スケールの
スコアが減っていることと関係しているのではと思った」などの感想を聞く
ことができる。

　神経性過食症の治療では，認知行動療法も用いられる。この治療において
は，過食嘔吐の背景にある自己嫌悪などの感情について，これまで経験した
最悪を100とすれば今日はどれくらいか，といった評価を自分で行う。これ
は大変優れた方法だが，アレキシシミアが強い事例では，昨日は自己嫌悪
80，今日は60といった評価を最初から行うのは難しい。質問紙の一つひと
つの質問に 5 件法や 6 件法で丸をつけるのも，アレキシシミアが極度に強い
場合は難しいが，自分で症状評価の総合点をつけるよりは容易だと思われ
る。質問紙は認知行動療法の準備段階として活用できるであろう。

経過のなかで残る心理的問題

　摂食障害，とくに神経性やせ症の身体の状態が悪い状況では，心理の問題が後回しになるのは致し方ない面はある。しかし，長い経過を見た研究では，心理面も含めた完全回復率は，体重や月経など身体の回復率より低く，少しずつ改善していくという結果になっている。つまり，身体の状態が回復しても，心理面ではまだ回復途上であることが多く，この状態で何か新たにストレスがかかれば再発しやすいということになる。また，ある程度体重が回復した後，妊娠・出産を経験する場合があるが，体重は回復していても，アレキシシミアや完全癖が強いと，育児に困難をきたすこともある。[6]

　体重回復により社会参加ができて，その結果自信がつき，心理面も回復する人が多い一方で，体重回復のみが達成され，心理的問題が潜行する事例も少なくないことには注意が必要である。身体が回復すれば，頻繁な通院治療や入院治療は終了となることが多いが，緩やかな通院を行いながら，身体回復が心理的回復に結びつくような援助と再発防止を心がけるとよいだろう。

併存症の問題

　心理の問題としては，精神医学的併存症も重要である。摂食障害には抑うつ気分を伴いやすいことを冒頭で述べたが，摂食障害の範囲の抑うつ気分でなく，うつ病が併存している事例もある。強迫症（強迫性障害）やPTSDとの併存も多い。認知行動療法の技法として，併存症の症状があまり重度でなければ，1つのフォーミュレーションに含めて考えられる場合もある。個人のなかでは摂食障害と併存症は同時に体験されていることであり，治療でも同時に扱うほうが治療動機が高まるケースも多いだろう。本人のなかで，摂食障害の症状と併存症がどのように体験されているか，よく聴き取って治療計画を立てることが重要である。

過去の心理的理論は有用か

　神経性やせ症の心理的理論として，母子関係の葛藤や女性性の否定などが過去には論じられた。思春期発症の神経性やせ症の事例で，第二次性徴を受け入れられないのが問題となっている場合は，この理論が当てはまるケースが今でもある。しかし，摂食障害全体では，結婚し出産する事例も増えている。過去には，結婚し出産すれば女性性を獲得した予後良好群と判断されたが，現在では，結婚後に発症する人もいる。「女性性」とは何かについても，この言葉が用いられた時代よりはるかに議論が深まり，女性役割を受け入れられないことだけを見て病理的とはいえなくなっている。男性例がいることを考えても，摂食障害の理論として女性性という言葉を用いるのであれば，言葉の定義から根本的な再検討が必要だと思われる。

　Palazzoliという，精神分析家・精神科医であったイタリアの専門家は，神経性やせ症は個人内パラノイアであるという理論をつくった。(7)この理論は，精神分析でいう「悪い対象」が自分のなかにあるとする。そして統合失調症ではそれが外界に投影され，外界が自分を迫害するように感じ，うつ病では自分の精神のなかに投影され，自分の精神の一部が自分を責める。これに対し，神経性やせ症では，「悪い対象」は身体に投影され，身体が自分を迫害する。患者はこれを最小化し身体を支配しておくために，身体をやせ細らせているという理論である。イタリア語原版は1963年，英語版は1974年に出版された古い理論であるが，見張っていなくては身体を恐ろしく感じることの解釈として，神経性やせ症については今でも有用だと思われる。もっとも，Palazzoliがミラノ学派の家族療法家として知られていることからもわかるように，治療面ではこの解釈に基づく個人精神分析だけでは困難な面があったのだと思われる。

原因探しではないこと

　摂食障害の治療において，食行動異常の背景にある心理に注目することの重要さを述べてきたが，これは必ずしも原因を探り当ててそれを修正するという試みではない。精神疾患の「原因」はほとんどの場合は複合的なものであり，たとえそのなかで大きな因子があるにしても，犯人探し的にそれを探って修正するのがあまり治療的でないことはすでに知られている通りである。この章で述べたのは，心理的背景とのつながりを考えることで，治療上の「仮説」を立て，それをもとに患者が自身の摂食障害とかかわれるようにしていくということである。たとえば，自分では何も問題がないと思っているのに10kg体重を増やせと言われて治療に反発している患者も，「これまで部活で何か無理があったとしたら，そもそもこのスポーツに向いているかどうか，去年の大会の後，少し疑問をもったことかな」「家族に問題があるとしたら，このスポーツをやりたいからと家族の反対を押し切って学費が高い高校に進学させてもらった負い目かな」というような「仮説」が思い浮かんだほうが，病気や治療を自分のものとして考えやすくなるだろう。

　神経性やせ症では，図3-2に示すように，低栄養が進むと否認の病理も進み，自分が病気であることを認めにくくなる。診断基準にもある「低栄養の深刻さが認識できない」という状態である。この状態では，当然ながらその病理の背景なども考えにくい。したがって，心理的背景を話題にするのは身体の状態が極端に悪くなる前のほうがよい。あるいは入院治療などを受けて身体面がいったん回復し，社会復帰を目指す段階がよい。神経性過食症でも，症状が定着した状態では，そのときの心理には必ずしも関係なく，日課のように過食嘔吐が出てしまう状況となる。生活の変化や治療によりある程度症状がコントロールされたときに，心理的背景との関連を考えるのがよいだろう。

　摂食障害の患者に対し，救命が重要なのはいうまでもない。極度な低体重の患者に対し「まずは身体を治して」と伝えるのは正しいが，「次は心理面

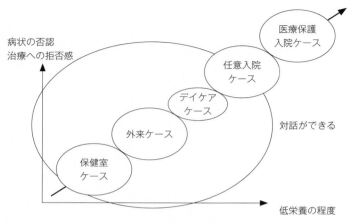

図3-2　神経性やせ症の低栄養の程度と否認

ですね」という言葉が続くはずである。「まずは身体」の後の治療にも取り
組む余裕をもったかかわりを心がけたい。

　［注1］「強制食べさせ行動」ともいわれる。神経性やせ症患者が，自分では食べないの
に，周囲の人には食べるよう強く言ったり，自分でお菓子を焼いて全部食べるよう強制す
るような行動。他の人を太らせたいという明確な意思がある場合もあるが，抑えた食欲の
歪んだ表現と見なされる場合もある。このために家族との軋轢を生んで，家族関係が二次
的に複雑化することもあるので，「次の診察まで他の人の食事には介入しないこと」とい
うような約束をしたほうがよいことも多い。
　［注2］EDI，EDI-2，EDI-3と改訂されてきた質問紙。EDI-2はEDIに質問項目が加わ
り，EDI-3は，EDI-2と質問項目は同じだが，サブスケールの構造が変わった形となって
いる。摂食障害の質問紙の多くが，やせ願望や過食嘔吐の有無など，体型に関する意識や
食行動に特化した質問からなるのに対し，EDIでは，無力感，成熟拒否，完全癖，内的感
情の障害（アレキシシミア）など，食以外の心理症状も尋ねるのが特徴である。これらを
知ることは，症状の意味や構造を本人が理解するのに役立つ。

　［文　献］
（1）American Psychiatric Association: *Diagnostic and statistical manual of mental
disorders. Fifth edition.* American Psychiatric Publishing, 2013.（日本精神神経学会日本語

版用語監修，髙橋三郎，大野裕監訳『DSM-5精神疾患の診断・統計マニュアル』医学書院，2014年）

（2）Garner, D.M.: *Eating disorder inventory-2: professional manual.* Psychological Assessment Resources, 1991.

（3）中井義勝「Eating disorder inventory（EDI）を用いた摂食障害患者の心理特性の検討」『精神医学』39巻，47-50頁，1997年

（4）中井義勝，濱垣誠司，髙木隆郎「大食症質問票Bulimic Investigatory Test, Edinburgh（BITE）の有用性と神経性大食症の実態調査」『精神医学』40巻，711-716頁，1998年

（5）西園マーハ文編，群馬会群馬病院摂食障害治療チーム『過食症短期入院治療プログラム―精神科のスキルを生かして摂食障害治療に取り組もう』星和書店，2017年

（6）西園マーハ文「産後のメンタルヘルスと摂食障害」『専門医のための精神科臨床リュミエール　摂食障害の治療』207-216頁，中山書店，2010年

（7）Selvini-Palazzoli, M.（Pomerans, A.〔trans.〕）: *Self-starvation: from the intrapsychic to the transpersonal approach to anorexia nervosa.* Chaucer Publishing, 1974.

第**4**章

摂食障害の長期経過とライフサイクルの課題

摂食障害と社会適応

　摂食障害が注目され始めた1970年代には，摂食障害が「治る」というこ
とに対するイメージは比較的単純であった。典型的には，Minuchinらによ
る家族療法の紹介[1]のなかで描かれたように，「思春期やせ症」の女子が，治
療を受けて食事がとれるようになり，拒食の背後にあった家族の葛藤も改善
に向かい，学業に復帰する，というようなものであった。身体の回復，精神
状態の回復，社会適応は，独立に論じるものとは考えられていなかったと思
われる。

　しかしその後，摂食障害は複雑化した。たとえば神経性やせ症だけでなく
神経性過食症の増加がみられた。もちろん神経性過食症においても重症例の
社会適応が困難なのは神経性やせ症と同じであるが，軽症から中等度では，
症状と社会適応の度合いが異なるケースもある。たとえば夜間，過食嘔吐症
状があるが，仕事はこなしているというようなケースである。また神経性や
せ症も，Minuchinらが示したような治り方だけではなく，長い経過のなか
で身体，心理，社会適応の回復のスピードが異なる場合もあることが知られ
るようになった。たとえば体重が改善し，少し仕事はしているが，体型に対
する心配は続き，人と会食するたびに不安になる，といった事例である。

　また，長期化した場合，年齢が「思春期やせ症」とは異なるので，期待さ

れる社会適応の内容にも変化がみられる。思春期であれば，進級に必要な日数は登校し，ある程度の成績と友人関係を維持できれば，病気を抱えながらの社会適応としては十分である。しかし成人期になると，経済的に自立できるレベルの仕事を続けたり，配偶者と信頼関係を保ち育児も行うなど，思春期とは質の異なる社会適応が期待される。症状がある程度コントロールされ，両親の保護下で思春期的な社会適応はできても，その先のライフステージに進めないケースも多い。もちろん思春期状態が長く続く場合があるのは摂食障害患者に限ったことではなく，また「この年齢だからこのような社会適応をすべき」というような確固たる規範があるわけでもない。しかし摂食障害の患者本人が，次のステージに進みたいと思いながらも困難に直面したとき，援助者は，摂食障害の特徴を理解してサポートする必要があるだろう。

長期経過と回復過程

　Steinhausenらは，神経性やせ症に関する過去の予後研究の分析を行った。[2][3]これらの研究の対象年齢や罹病期間はさまざまであるが，全体としては回復が46.9％，改善が33.5％，慢性化が20.8％であったという。症状を個別に見ると，体重の正常化が59.6％，月経の正常化が57.0％，食行動の正常化が46.8％であり，行動よりも身体が正常域に入るほうが容易であることが示された。

　一方Stroberらは，[4][5]神経性やせ症の体重と月経が回復したものを部分回復，体型に関する感じ方など心理面まで含めて回復したものを完全回復と定義し，15年間の経過の分析を行った。部分回復までにかかった時間の中央値は57.4ヵ月，完全回復までの中央値は79.1ヵ月で，やはり身体の回復のほうが進みやすいという結果であった。追跡後4年では，部分回復33％，完全回復9％，追跡後8年では，部分回復75％，完全回復63％であった。追跡後10年では，部分回復84％，完全回復77％で，その後，回復率はあまり伸びなかった。治療が始まってから数年は，まず体重など身体が回復し，そ

の後10年くらいの間に心理面を含めた回復が期待できるというのが一般的な経過といえる。最終的には完全回復を果たす事例でも、それまでの経過は長いので、長期化に伴う問題を経験するという点が重要である。

Clausenは、2年半の予後観察を行った78人の症例を分析した。[6]神経性やせ症で、それぞれの症状が回復するまでにかかった時間の中央値は、無月経が14ヵ月、体重が16ヵ月、ボディイメージの障害が20ヵ月であった。追跡後2年半では、まだ半数以上の患者が肥満恐怖と非排出型の代償行動（絶食、運動）を抱えていた。神経性過食症では、各症状が回復するまでの中央値は、排出行為が10ヵ月、過食が11ヵ月、肥満恐怖が14ヵ月、ボディイメージの障害が20ヵ月であった。神経性過食症においても、心理面の回復には時間を要することが示された。

神経性やせ症も神経性過食症も、ごく短期間に回復するケースを除くと、身体症状が改善傾向にあっても食や体型に対する不安が大きい時期があることが特徴である。このような時期があるために、食や体型に関する不安が大きいまま妊娠したり、自己評価が低いまま仕事を始め、小さな挫折を機にまた食行動が乱れるというようなケースがしばしばみられる。神経性過食症の場合、社会的ひきこもり状態では症状が再燃し、歯止めをかけにくくなる。Clausenの研究では、神経性過食症でまず改善しやすい症状は過食嘔吐とされているが、いったんこれらが改善して社会復帰しても、そこでの挫折により再び過食嘔吐が増悪するケースも少なくない。社会復帰ができる程度の症状の改善がまず必要だが、その後は社会生活のなかで、どの程度安定して過ごせるかが重要になる。

成人期の社会適応

Reissらは、神経性過食症経験者のその後の社会適応の諸形態について報告している。[7]対象となったのは、初診時に平均罹病期間が5.7年の成人例で、これらをさらに5年間観察した。追跡した32人中、予後良好と予後不良（月に一度以上症状あり）が16人ずつであった。本人を基準として判断

した社会階層では，追跡時に階層Ⅰ，Ⅱという高いものとⅢ以下が半々であり，また，予後の悪さと本人の階層の低さには関連がみられた。32人中2人は就労しており，3人は専業主婦，5人は無職で家事にも従事していなかった。21人は結婚あるいは安定した異性関係があった。7人は結婚して仕事もしていた。9人は育児中であった。予後良好群の16人は全員，友人に会うなどの社会生活の機会が十分あり，そのことに満足していたが，予後不良群のうち5人は友人関係が充実していないことに対して非常に不満を抱いていた。就労中の24人のうち20人は仕事に満足していた。仕事に不満をもつ4人は全員予後不良であった。仕事に対する不満足と予後不良との関連については，症状があるために仕事ができず不満なのか，あるいはその逆なのか，因果関係は記述されていない。しかし仕事や友人関係の充実と予後との関連が深いことからは，納得できる仕事探しや社会生活への援助の重要性が示唆される。

　Abrahamは，神経性過食症患者とパートナーとの関係について5年間の追跡結果を報告した。(8) 追跡対象43人のうち，過食が持続しているのは26％であった。43人中35人に結婚歴があったが，16人は離婚していた。25人は摂食障害をもった状態で結婚し，13人が離婚していた。一方43人の対照群では，32人に結婚歴があり，9人が離婚していた。対照群に比較して，患者群のほうが不妊に対する治療歴，強度の妊娠悪阻，流産，産後のうつ病などが多かった。Abrahamは，妊娠前に過食症状がある程度改善していることが望ましいと述べている。

　摂食障害が女性性の否定と結びつけて捉えられていた時代には，結婚は回復形態であり，望ましい社会適応と考えられる傾向にあったが，その後の研究結果は，結婚していたり育児中だからといって，予後良好とは限らないことを示している。これら生活形態の変化による新たな課題についても援助が必要である。

育児をめぐる問題

　近年，摂食障害患者の妊娠や出産の経過についてさまざまな研究がある。[9][10][11]
もちろん極端な低体重では妊娠しないが，回復過程では月経が不規則的でも
妊娠する。

　この分野のトピックは3つある。1つは低栄養や頻繁な過食嘔吐が，胎児
の発育や出生時体重など身体面に与える影響である。摂食障害があっても出
生時体重等に大きな影響はないという報告がある一方[9]，摂食障害の現病歴の
みならず，既往があると出生時体重が低いとした報告もある[12]。ただ出生時体
重が低くても，その後発育が追いつくことも示されている[12]。発育の追いつき
は，従来は，子どもが母親の摂食障害の影響から脱した所見として肯定的に
受け止められる傾向にあった。しかし近年，胎内で低体重だった子どもの出
生後の耐糖能異常や，その後の肥満，生活習慣病に対するリスクも議論され
ている[13][14]。摂食障害の母親から生まれた子どもの成人期から中高年までの経過
を見た研究はまだないが，もし出生後に体脂肪のリバウンド現象がみられる
のであれば，体重の増加がむしろ健康上の問題を意味する場合もあるだろ
う。肥満がダイエット志向性を高める可能性も否定はできない。

　2つ目は，摂食障害の症状が妊娠や出産によってどのように変化するかと
いうテーマである。神経性過食症の過食嘔吐については，妊娠中は症状が軽
快し，出産後は増悪する場合が少なくないことが知られている[10]。妊娠中は過
食嘔吐は減少するが，身体不満足は強まっているという報告もある[15]。

　3つ目は，摂食障害をもった母親の育児行動と子どもに対する影響であ
る。母親の食事量が少なかったり，空腹や満腹の感覚が不十分な場合，子ど
もの食事量が減っていることがある。すでに述べたように，子どもの出生後
の体重は急増する場合もあるが，逆に哺乳量や食事量が極端に少なく，発育
のスピードが遅い場合も多い。このようなケースでは，母親による子どもの
空腹状態の読み取りに問題があることが多くみられる。また子どもに対する
心理的影響も報告されている。Steinらは，摂食障害をもつ母親が1歳の子

どもに食事をさせる様子をビデオ撮影し，摂食障害の母親は子どもが食卓を汚すことに強い不快感を抱いたり，子どもが食べ物に興味を示しても手を触れさせず，母親が必ず食べさせるなどの傾向が対照群の母子より強かったと報告している。[16] Steinらは，子どものニーズが否定された状態が続くことの問題や，精神的な自律性に影響を及ぼす可能性を指摘している。[16][17] 自分自身の症状に対する治療コンプライアンスが悪い母親でも，子どもの発育については専門家の援助を行えるよう工夫する必要があるだろう。

おわりに

初診の時点で，その事例が短期間に治癒するものか長期化するものかを予測するのは困難であるが，短期に回復がみられないケースについては，身体症状だけでなく心理面や社会適応にも目標をもって治療計画を立てる必要がある。身体的にある程度回復した時点で医療の場から遠のくケースも多いと思われるが，多くの研究が示す通り，身体的回復と心理面の回復の間の過ごし方が重要である。身体的に改善傾向にあり，定期的な治療の終了を希望する患者には，結婚・出産などのライフイベントの際に援助を必要とするケースが多いことを伝え，将来の症状悪化に対する二次予防的働きかけをしておく必要があるだろう。症状悪化の完全な一次予防は困難であり，「また摂食障害になったとは思いたくない」と症状悪化を否認する場合が多いことも考えると，悪化したら受診するという早期受診への働きかけのほうが現実的である。

摂食障害には気分障害や不安障害など精神医学的併存症が多いことはよく[18]知られているが，長期経過のなかではこれらの併存症に対する治療を行うことも重要である。時期によっては摂食障害の症状はほとんどみられなくなり，抑うつ等の精神症状を治療の中心にすべき場合もあるだろう。とくに関連が指摘されている産後のうつ状態には注意を要する。[16][10]

海外からの報告を見ると，結婚したり出産をしても仕事を続けるものが多いのは摂食障害を経験しない一般の女性と同じ傾向であり，今後は治療のな

かに仕事へのガイダンス的な要素も必要になるだろう。さまざまなライフイベントを経験し，生活形態が変われば，治療を受ける場所や治療担当者も変わる場合が多い。治療のセッティングの変化がドロップアウトをきたさないようにするためには，本人自身が病気の性質と取り組むべき課題を正しく理解し，治療の連続性を保つことへの援助が大切になる。理想的なのは，初診の段階から長期化の可能性を念頭に置き，自助努力と専門家の治療のバランスについて話し合うなど，治療をうまく活用していく方法に関しても心理教育を行うことであろう。治療セッティングが変わったときに，新しい治療者がそれまでの経過を理解せずに達成不可能な目標を立てることの弊害[19]も指摘されており，治療者は長期経過やライフサイクルの達成度を理解しておきたい。

　近年，摂食障害患者や家族の治療の動機づけの程度を評価したり，動機づけそのものを治療の対象にする考え方がある。このアプローチでは「変化」がキーワードであり，長期化した症例については，症状の改善に取り組む以前に，症状があることで安定化してしまっている生活を変化させたいと思えるかどうかが治療のテーマとなる[20]。Treasureらは，長期化症例の場合，本人だけでなく家族が変化を望み，変化を受け入れられることが非常に重要だとしている[21]。またGellerらは，慢性の摂食障害は，身体合併症や死亡率の高さから治療が必要であるにもかかわらず，治療中断例が多いことを憂慮し，患者が治療から完全にドロップアウトしないために必要な視点を提示している[20]。たとえば変化に対する本人の戸惑いをよく理解すること，患者に対してよい意味での興味関心を失わないこと，変化の責任は患者自身にあることを本人に理解させることなどである。慢性例では自己評価が極端に低いことが多い。発症段階にかかわる自己評価の低さはしばしば指摘されるが[22][23]，回復段階においても自己評価は重要である。長い経過のなかで，最初は治療目標を低く設定し，少しずつ達成しながら自己評価を安定させていくなどの工夫が重要であろう。

［文　献］

(1) Minuchin, S., Rosman, B.L., Baker, L.: *Psychosomatic families: anorexia nervosa in context.* Harvard University Press, 1978.（福田俊一監訳『思春期やせ症の家族—心身症の家族療法』星和書店, 1987年）

(2) Steinhausen, H-Ch., Rauss-Mason, C., Seidel, R.: Follow-up studies of anorexia nervosa: a review of four decades of outcome research. *Psychol Med* 21: 447-454, 1991.

(3) Steinhausen, H-Ch.: The outcome of anorexia nervosa in the 20th century. *Am J Psychiatry* 159: 1284-1293, 2002.

(4) 西園マーハ文「摂食障害の中長期予後と死亡例」浅井昌弘, 牛島定信, 山内俊雄他編『臨床精神医学講座S 4　摂食障害・性障害』265-277頁, 中山書店, 2000年

(5) Strober, M., Freeman, R., Morrell, W.: The long-term course of severe anorexia nervosa in adolescents: survival analysis of recovery, relapse, and outcome predictors over 10-15 years in a prospective study. *Int J Eat Disord* 22: 339-360, 1997.

(6) Clausen, L.: Time course of symptom remission in eating disorders. *Int J Eat Disord* 36: 296-306, 2004.

(7) Reiss, D., Johnson-Sabine, E.: Bulimia nervosa: 5-year social outcome and relationship to eating pathology. *Int J Eat Disord* 18: 127-133, 1995.

(8) Abraham, S.: Sexuality and reproduction in bulimia nervosa patients over 10 years. *J Psychosom Res* 44: 491-502, 1998.

(9) Franko, D.L., Blais, M.A., Becker, A.E. et al.: Pregnancy complications and neonatal outcomes in women with eating disorders. *Am J Psychiatry* 158: 1461-1466, 2001.

(10) Morgan, J.F., Lacey, J.H., Sedgwick, P.M.: Impact of pregnancy on bulimia nervosa. *Br J Psychiatry* 174: 135-140, 1999.

(11) 西園マーハ文「女性のライフサイクルと摂食障害」『最新精神医学』8 巻, 103-108頁, 2003年

(12) Waugh, E., Bulik, C.M.: Offspring of women with eating disorders. *Int J Eat Disord* 25: 123-133, 1999.

(13) Barker, D.J.P., Gluckman, P.D., Godfrey, K.M. et al.: Fetal nutrition and cardiovascular disease in adult life. *Lancet* 341: 938-941, 1993.

(14) Ravelli, A.C.J., van der Meulen, J.H.P., Michels, R.P.J. et al.: Glucose tolerance in adults after prenatal exposure to famine. *Lancet* 351: 173-177, 1998.

(15) Crow, S.J., Keel, P.K., Thuras, P. et al.: Bulimia symptoms and other risk behaviors during pregnancy in women with bulimia nervosa. *Int J Eat Disord* 36: 220-223, 2004.

(16) Stein, A., Woolley, H., McPherson, K.: Conflict between mothers with eating

disorders and their infants during mealtimes. *Br J Psychiatry* 175: 455-461, 1999.

(17) Stein, A., Woolley, H., Murray, L. et al.: Influence of psychiatric disorder on the controlling behaviour of mothers with 1-year-old infants: a study of women with maternal eating disorder, postnatal depression and a healthy comparison group. *Br J Psychiatry* 179: 157-162, 2001.

(18) Bulik, C.M.: Anxiety, depression, and eating disorders. In: Fairburn, C.G., Brownell, K.D. (eds.): *Eating disorders and obesity: a comprehensive handbook. 2nd ed.* pp.193-198, Guilford Press, 2002.

(19) Strober, M.: Managing the chronic, treatment-resistant patient with anorexia nervosa. *Int J Eat Disord* 36: 245-255, 2004.

(20) Geller, J., Williams, K.D., Srikameswaran, S.: Clinician stance in the treatment of chronic eating disorders. *Eur Eat Disord Rev* 9: 365-373, 2001.

(21) Treasure, J., Gavan, K., Todd, G. et al.: Changing the environment in eating disorders: working with cares/families to improve motivation and facilitate change. *Eur Eat Disord Rev* 11: 25-37, 2003.

(22) Perez, M., Joiner, T.E., Lewinsohn, P.M.: Is major depressive disorder or dysthymia more strongly associated with bulimia nervosa? *Int J Eat Disord* 36: 55-61, 2004.

(23) Vohs, K.D., Bardone, A.M., Joiner, T.E. et al.: Perfectionism, perceived weight status, and self-esteem interact to predict bulimic symptoms: a model of bulimic symptom development. *J Abnorm Psychol* 108: 695-700, 1999.

コラム②
こころの健康教室サニタ

　摂食障害に早期発見が重要なことはよく知られているが，定期健診等で体重が低下した人を発見することのほかに，摂食障害についての教育を行い，発症したら自分で気づけるようにするという方法もある。2022年度に高校の学習指導要領が改訂され，保健体育の授業で，いくつかの精神疾患について具体的に教えることになった。神経性やせ症も取り上げる疾患の１つに入り，精神疾患早期介入の専門家による，授業のためのアニメ教材が作成された（こころの健康教室サニタ〔https://sanita-mentale.jp/〕。なお神経性やせ症のほかには，統合失調症，うつ病，不安症のアニメ教材が作成されている）。

　数分間の短いアニメであるが，内容は，運動系の部活に入っている女子生徒の体重が低下し，本人は頑張っているつもりでも，具合が悪そうな様子を示している。顔色も徐々に不健康なものになっていく。部活の練習中に倒れたのがきっかけで養護教諭と話をし，最終的には医療機関を受診するという展開である。そして，数年後には回復し，そのスポーツを，健康を害さない範囲で楽しんでいることが示されている。

　高校生には親しみやすい形式で作成されており，これを導入として，授業のなかで，神経性やせ症に関するさらなる知識の提供や，討論ができるとよいだろう。このアニメを視聴することが，その後の受診行動にどのような影響を及ぼすかについては今後検証が必要だが，一度習っていれば，「保健体育の授業で習ったと思うが，あなたの今の病状は摂食障害」と伝えることにより，心理教育が進めやすくなることが期待される。

　過食嘔吐や食べ物を捨てるなどの行動は，同級生や部活のチームメートなどが気づいて心配することも多い。そうした行動に気づいても，告げ口になることを怖れて誰にも相談できずにいる生徒もおり，気づいた側の大きなストレスになることも少なくない。授業の題材になれば，友だちにこのような症状がみられたらどうするかといったテーマを取り上げることができ，本人だけでなく周囲からの相談も受け付けるという形もつくれるだろう。

摂食障害と就労

　摂食障害が主に「思春期やせ症」であった1970〜80年代は，摂食障害の人々に関して，就労は大きなトピックではなかった。その後，神経性やせ症の年齢層が広がり，神経性過食症が増えた。神経性過食症は成人患者が多く，過食にはお金もかかることから，思春期やせ症ではあまり問題にならなかった経済的なことも治療上のトピックとなるケースが増加した。思春期やせ症が多かった時代は，患者の多くは学校に籍があり，身体的回復が，学校へ戻り社会参加することを保証した。しかし近年は，学校を卒業したり中退したりした後に所属先がない人も少なくない。このような場合，職場は社会のなかの居場所となる。就労は，社会適応を考えるうえで，以前より重要なテーマになっているといえるだろう。

　精神医学の領域では，統合失調症には，さまざまな就労援助の制度があり，近年はうつ病でも，復職のためのリワークプログラムやデイケアが開発されている。発達障害についても，職場での合理的配慮を求める働きかけがなされている。こうしたなか，摂食障害については，就労に関してどのような困難があるかの実態が明らかになっておらず，疾患に特化した就労援助もほとんど行われていない。

　その理由はいくつかある。1つは，摂食障害の当事者は女性が多く，また，非正規雇用が多いことである。うつ病の場合は，大企業の男性社員が罹患したケースで，企業の産業保健スタッフが仕事復帰を援助するなど，産業保健分野の専門家の目にとまりやすい部分がある。摂食障害では，たとえばアルバイトで週4日働いていた人が，症状悪化のために週2日しか働けなくなる，というようなケースが多いが，産業保健分野ではこのようなアルバイト生活者の問題は気づかれにくい。

　もう1つは，病気に関するイメージの問題である。神経性やせ症では従来，「とにかく身体を治すこと。身体が治れば自然に働けるようになる」という考え方が医療者にもあった。「低体重なのに『働かなくては』と考えるのは，摂食障害特有の完全主義であり，働くことで過活動になりやすい」という考え方

もあった。もちろん，極度な低体重で仕事を始めるのは反治療的であり，過活動にならないよう十分気をつける必要がある。しかし，うつ病でもそうであるように，回復の仕上げの部分は，社会参加をして自信をつけることでしか成し遂げられない場合がある。このように考えれば，仕事を始めて過活動になって症状が悪化するか，仕事で自信をつけて回復の道をたどるかは，治療者がしっかり支援すべき重要な課題である。また，神経性過食症の人は，身体的には就労に関する支障は少ないことが多いので，もう少し就労援助を受けてもよいはずである。

　このようなテーマを背景に，摂食障害の当事者や家族を支援する日本摂食障害協会では，就労の実態について，病院受診者への質問紙配布とウェブ調査による調査を実施した。回答者は，神経性やせ症制限型87名，神経性やせ症過食嘔吐型86名，神経性過食症と過食性障害113名の計286名であった。これとは別に，対面で仕事体験について語るワークショップも実施し，国内2ヵ所で計19名の当事者の方々に，就労体験をくわしくお聞きした。

　質問紙とウェブ調査に回答した対象者のなかで，摂食障害の症状をもちながら就労している人は72.6％であったが，このうち，摂食障害のために就労上の困難を感じている人が79.9％と多数であった。困難は，神経性やせ症だけでなく，神経性過食症の人も感じており，低体重でなければ困難なく働けるというわけではないことがわかった。困難の内容として多かったのは，神経性やせ症制限型，神経性やせ症過食嘔吐型ではいずれも「昼食問題」と「体力」であった。神経性過食症では，「気分の波」と「昼食問題」が多かった。「昼食問題」とは，人と一緒に社員食堂で昼食がとれなかったり，日によって昼食時間が大きく違うのが苦痛，といった問題である。昼食以外に，「おやつ問題」を挙げる人も多かった。たとえば，おやつを職場で配る人がいて断れないと，その日の食のスケジュールが乱れ，帰宅後に過食が激しく出るなどである。これまでに摂食障害のために仕事を辞めた経験がある人が59.8％いたが，辞めた理由として，神経性やせ症制限型と過食嘔吐型では「だんだん体力が低下した」が一番多く，神経性過食症では「気分の波」が一番多かった。低体重だったのに無理に就職してうまくいかなかったというよりは，体重や気分はある程度安定して仕事を始めたのにもかかわらず，途中でうまくいかなくなるというパターンが典型的であった。

この問題を解決するうえで重要なのは，摂食障害をもっていることを職場に明かすかどうかである。神経性やせ症の場合は，体重によっては周囲が病気を推測していることもあるが，神経性過食症では，本人が話さない限り周囲は気づきにくい。職場の誰かに話している人と話していない人は半々くらいであったが，話していない人は，いつも嘘をついている罪悪感があったり，職場の宴会などに参加できず対人関係が築きにくいといった問題を感じている場合が多かった。話した人は，無理に食べ物を勧められなくなったり，「そうなんだ」と軽く受け止めてもらって安心したり，休みをとりやすくなるなど，メリットを感じていることが多かった。しかし，なかには，腫物扱いされたり，シフトを外されたり，「頭がおかしい人」扱いされたというケースもあった。この点については摂食障害に関する社会の啓発が必要だが，啓発には時間がかかる。治療の場でも，何を誰にどう話すかをトピックとして取り上げることが望まれる。話してよかったという人の多くは，「自分は摂食の問題があるので，昼食は決まった時間に一人でとらせてほしい。それ以外はとくに気をつかってもらわなくてよい」など，周囲への希望を具体的に伝えていた。病名だけを伝えたり，逆に長い病歴を詳細に話したりすると，周囲はどう対応したらよいかわからず距離を置いてしまう傾向があるので注意が必要である。

　仕事が回復の仕上げになるためには，治療と仕事を両立する時期が必要である。働くなかでの「昼食問題」などの困難について治療者と相談することで，「働いているうちに体力がなくなった」という問題は回避できる。そのためには，信頼できる人に通院が必要であることを伝えられるとよい。もちろん，本人が「働き始めたからもう大丈夫」と病状を否認しないことが何より重要である。このように，仕事を始めた時期に通院の継続は絶対必要だが，仕事を始めると通院頻度は減らさざるを得ないことも多い。このため，仕事を探し始める前に，自分で体重を定期的に測定したり，再発のサインに気づけることが可能になっている必要がある。

　かつては，がんやうつ病など大きな病気をしたら，職場に迷惑をかけないために退職するという人も多かった。現在は，ワーク・ライフ・バランスの重要性が理解されるようになっており，ワーク・ライフ・治療・バランスを目指す人も増えている。仕事は，経済的安定だけではなく，居場所の提供や自信の回復，また新しい対人関係など，多くのものをもたらす。治療者側も，仕事を治

療のトピックに組み込み，支援をしていくことが望まれる。摂食障害について職場に配慮が必要なのは，「昼食問題」が象徴するように，業務外のことが多い。発達障害の場合の業務内容の調整などに比較して，職場側の特別な準備は必要なく，昼食や終業時間を調整すれば当事者の適応は改善する面が多いはずである。専門家は職場への説明も積極的に行っていくべきであろう。

[文　献]

(1)　日本摂食障害協会「摂食障害患者の就労実態調査と社会復帰支援報告書（平成29年度三菱財団社会福祉事業・研究助成金）」(https://www.jafed.jp/pdf/reports/working-survey.pdf)

第5章

摂食障害と妊娠・出産

妊娠中，産後の症状の理解

　摂食障害のほとんどが思春期の神経性やせ症（AN）であった時代においては，妊娠や出産は，日常臨床上，頻繁に遭遇する問題ではなかった。患者は中学・高校の生徒も多く，また多くは無月経だったためである。ANは女性性の否定という概念で理解され，その回復途上の結婚や妊娠は，女性性の回復，治癒のサインと捉えられることが多かった。たしかに，体重だけでなくさまざまな心理面の問題を克服して結婚・妊娠に至り，これらを治癒のサインと見なせるケースもある。しかし，ANの長期経過についての研究が進んだ現在，身体的には回復しても，心理的に病理を抱えたままの患者も多いことが知られるようになってきた。やせ願望など摂食障害特有の心理だけでなく，アレキシシミアや完全主義傾向などが長く続く場合もある。これらの心理的問題を抱えていても，身体が回復すれば，社会参加や異性との交流があり，結婚や出産に至るケースも珍しくなくなっている。なかには，回復途上の結婚が心理的な回復をさらに進めるという望ましい経過もあるが，結婚や妊娠は，「ノーと言えない」という，摂食障害にしばしばみられる心理の結果と考えざるを得ない場合も少なくない。

　近年は，神経性過食症（BN）や特定不能の摂食障害（eating disorder not otherwise specified：EDNOS）の受診者も多い。DSM-IVでは，摂食障害

は，神経性無食欲症，神経性大食症，EDNOSという分類になっていた。EDNOSには，摂食障害の症状をもつが，診断基準を満たさないようなケースが含まれた。そのうちの1つがむちゃ食い障害（Binge Eating Disorders：BED）で，過食症状はあるが排出行動はないものをここに分類したが，DSM-5では，これは「過食性障害」という訳名で独立した診断カテゴリーとなった。国内の診療所を受診する摂食障害患者のうち約半数はEDNOSという報告もある。海外では，女性の生涯有病率として，AN0.9％，BN1.5％，BED3.5％という報告もあり，社会全体では，ANよりBN，BNよりEDNOSが多いと考えられる。極端な低体重を呈さないこれらの病型では，経過中の妊娠や出産は珍しくない。BNやEDNOSは，ANとは異なり，周囲に気づかれて受診を勧められることが少なく，ANより受診率は低い。つまり，BNやEDNOSは，受診者も増えているが，社会にはそれを上回る未受診者がいると推測される。海外の助産学雑誌では摂食障害を発見するための質問紙の活用法なども紹介されているが，「妊婦本人が明かさない摂食障害の発見」は，今後日本でも対応を考えるべき重要な課題である。

　精神科臨床においては，本人が摂食障害の存在を明かしているケースへの対応が中心になるが，なかには，うつ病にBEDの併存がありながら，BEDについては相談していないケースなどもある。妊娠中，摂食障害への対応を迫られることもあるので，精神科通院者のなかに未発見の摂食障害があり得ることは念頭に置いておくべきであろう。

　摂食障害の診断の下で治療中のケースについては，非妊娠時の摂食障害の重症度の判断だけでは，妊娠・出産に伴う問題を必ずしも予測できないことに注意を要する。たとえば，BEDは，摂食障害の症状の程度としては軽いほうに分類される。強いて医療機関を受診しなくてもよいという判断もあるだろう。しかし，妊娠中は，過剰な体重増加に伴う産科合併症などの問題を生じ得る。体重が増えるのを心配している人ほど体重が増加するという報告もあり，肥満への恐れに対応が必要になるケースもある。一方，摂食障害の病状としてBEDより重症のBNは，妊娠中は症状が軽症化するケースが珍しくない。産後の経過としては，軽症化したままのケースと，かなりの悪化

をきたすケースの両方がみられる。悪化例では，産後のうつ病が併存する場合もある。BNは，日本では，抗うつ薬と簡単な支持的精神療法で治療されることが多いが，妊娠が判明した時点で抗うつ薬は中止となり，それとともに通院も中止されてしまうケースが少なくない。妊娠中に症状が軽快した場合は，出産まではそれでよいが，通院が途切れていると，産後悪化したときに対応が遅れがちとなる。

　ANは，体重がかなり回復して社会復帰し，妊娠・出産に至るケースのなかに，空腹感や満腹感が回復していない例が散見される。周囲に合わせて食事をしていれば，体重は安定しており，非妊娠時の適応としては良好な部類である。社会生活をしているからこそ，このような安定が得られているともいえる。しかし，このようなケースが，産後，社会参加がなくなり，自宅での「密室育児」の状態になると，適切な食事量がわからずに極端な節食状態となる場合がある。また，子どもの空腹や満腹状態の読み取りも悪く，十分栄養を与えていなかったり，逆に与えすぎたりするという問題もある。

　このように，妊娠前の段階では良好な経過と判断されるケースでも，妊娠中や産後には新たな問題が生じる場合があることに備え，経過を追う必要がある。

事　例

　以下に，産後メンタルヘルススクリーニングを経て面接となった30代女性の事例を示す。

〈主訴〉
子どもに飲ませるミルクの量やタイミングがわからない
〈生活歴・現病歴〉
　中学生の頃，両親が離婚して母親と二人暮らしとなった。母親が夜遅くまで働くようになり，夕食はお金を渡されて自分で食べるように言われた。しかし，何を食べればよいかわからず，食事をせずに済ますことも増えた。部

活動の人間関係の難しさが重なり，体重が以前より7kgほど低下した。中3の1学期は小児科に入院し，その後は，健康範囲の下限くらいの体重を保った。高校では，成績は悪かったが，趣味の合う友だちができ，とくに問題なく過ごした。月経はやや不規則ではあったが，だいたい月に一度はみられた。

　高校卒業後，専門学校に入学したが，学ぶ内容に興味がもてず，中退した。アルバイトをするようになったが，通勤に時間がかかって疲れたり，仕事に興味がもてずに辞めてしまうことが続いた。20代半ばになってから，通いやすい場所にあまり忙しくないアルバイト先が見つかり，安定して働いていた。空腹感や満腹感はもともとよくわからなかったが，昼食は，周囲の人の一人分を参考に食べていた。その頃付き合っていた男性と一緒に住むようになり，夕食も彼と同じ時間に，少なめの量を食べることで食は安定していた。

　その後，妊娠が判明した。自分自身が親との間によい思い出がなく，「自分は母親にはならないほうがいい」と思っていたので動揺したが，彼が前向きだったため，産むことにした。体重をあまり増やしてはいけないと産科で言われて不安になり，しばらくは摂食量が減ったが，何とか正常範囲の体重増で出産した。

　出産後は，自分に子育てができるのか不安で，いつも追い詰められた気分であった。母乳の出が悪く，ミルクを足すことにしたが，どのタイミングでどれくらい飲ませてよいのかわからず困っている。子どもが空腹で泣いているのかどうかもよくわからず，泣いている最中にミルクを飲ませようとしても飲まないときがあり，イライラしてしまう。日中は一人のため，自分自身もどれくらい食べればよいか不安で，少し食べただけでも食べすぎた気がして，半日以上何も食べない日もある。乳児健診時のメンタルヘルスアンケートの際にそのことを記入し，面接となった。乳児健診の際，子どもの体重の増加が標準より少ないことを指摘された。

〈その後の経過〉

　保健所での面接の後，精神科を紹介され，受診するようになった。ミルク

の飲ませ方については，保健師の指導を受け，時間を決めて飲ませる練習を
している。離乳食の準備も不安なため，保健師に相談している。ミルクと離
乳食で頭がいっぱいなので，もう少し余裕をもてるよう，子育てグループで
他の母子とも交流することを勧められている。

　このように，体重はほぼ正常範囲に回復し，月経が再開していても，空腹
感等の身体感覚が十分でなく，これが育児に影響することがある。身体的に
回復していれば，従来の分類ではよく回復した予後良好群とみなされ，治療
は終了していることが多い。このような事例は，妊娠中や産後みられるメン
タルヘルスの問題として，産科や保健所の乳児健診でも注意しておく病態だ
といえるだろう。
　摂食障害が妊娠や出産に及ぼす影響の詳細については，次に示すようにさ
まざまな報告がある。

摂食障害は妊娠・出産にどのように影響するのか

　思春期にANを経験しても，心身ともに回復したケースでは，流産，妊娠
中の合併症，帝王切開，妊娠中の体重増などが生じる率は，対照群ととくに
差はないとする報告がある[5]。一方，既往として摂食障害がある場合，流産，
胎児の成長の遅れ，出生時低体重などがみられるという報告もある[6][7][8]。
Koubaaらは，平均9年の病歴があって回復状態の患者49人を調査した結
果，11人には，妊娠中に同じ病型（AN 8人，BN 3人）の症状の再発があ
ったという[6]。これら再発例を含めると，摂食障害の既往群では，出生時体重
と頭囲が有意に小さく，また貧血率が高かったという。
　摂食障害の既往歴をもつ女性を対象とした研究は多いが，なかには，症状
が現在どの程度残っているのかが明確でない報告もある。摂食障害は，面接
をしなければその程度がわかりにくい面があり，現在の症状をどのように判
断するかにより，研究結果の解釈は影響を受ける。しかし，過去の研究を総
合的に判断すると，妊娠前に心身ともに完全回復を遂げているケースでは，

過剰な心配は不要といってよいだろう。一方，症状が残った状態で妊娠したケースでは注意が必要である。症状が残った状態での妊娠でも，「子どものためならば食べられる」とか，「体重が増えても自分のせいではない理由があるからよい」と考えるなど，やせ願望が改善する場合もあるものの，上記の研究での貧血の多さなどから推測されるように，食事が偏るケースもあると思われる。妊娠中の再発を高める因子の詳細は現時点では不明なため，慎重な経過観察が求められる。

　米国の助産学雑誌に掲載された論文では，食事に葛藤があるケースへの援助として，同じ助産師がいつも担当してよい援助関係をつくること，また，摂食障害患者は空腹感など身体感覚を無視して体重など数値データに囚われる傾向があることから，「本人と身体との関係」のつくり直しを援助することを勧めている。胎児の成長についても，リアルな感覚をもてるような援助が必要であり，場合によっては，胎児の模型や写真などを用いて具体的イメージをもってもらい，そのうえで，胎児の成長には栄養が必要なことを説明することが重要だとしている[3]。これらがうまくいけば，出産後，自分自身の身体感覚も変化する可能性がある。精神科医だけではこうした指導が難しい場合は，助産師とチームを組んで援助にあたる必要があるだろう。

　同じ論文では，妊娠時にBNがみられるケースでは，やせ願望や栄養摂取への対応だけでなく，アルコール乱用や喫煙についても確認し，対応することを勧めている。妊娠中に過食嘔吐が減っても，胎児に影響を及ぼすこれらの嗜癖行動が増加する場合もある。産科と連携しながら，胎児への影響を最小限にとどめる必要があるだろう。

　過食嘔吐の症状そのものについては，妊娠前後の変化をよく知っておくことが大切である。この領域については，Morganらの研究[9]がよく知られている。彼らは，妊娠時点で，週平均過食回数22.2回，嘔吐回数18.5回，また5.1ユニット［注1］の飲酒がみられたBN患者94人（妊娠時点の平均BMI22.1）の経過を観察した。おそらく，毎日数回の症状があると思われる比較的重症の対象である。これらのうち，妊娠時点で月経が規則的だったのは71％で，28％は稀発月経であった。45％は予定外の妊娠であったが，そ

の理由として，避妊の失敗のほか，月経不順なので妊娠しないと思ったという誤った思い込みもみられた。ANでも同様の問題はみられる。妊娠可能年齢の患者には，摂食障害でも妊娠しないことはないという点を指摘しておくほうがよいだろう。

　Morganらの対象では，妊娠中の過食嘔吐は，妊娠週数が進むとともに減少し，第3トリメスター［注2］で診断基準レベルの過食が続いているのは約20％であった。産後は，34％で過食が完全消失，58％では悪化していた。また，産後は，対象の3分の1に産後うつ病がみられた。ANの既往があると，ない場合の1.39倍，産後の過食嘔吐の悪化があり，また，2.87倍，産後うつ病の発生がみられた。AN歴があるものは産後の母乳育児率も低かった。AN歴とは別に，妊娠時点での過食頻度や飲酒量の多さは，産後の過食の再発やうつ病の発症に関連していた。また，第2トリメスターの段階で過食や飲酒をしているものは，過食の再発やうつ病の発生リスクが高かったという。妊娠中に症状がみられる場合は，産後の悪化を予測しておいたほうがよいといえる。

　このような点から，妊娠時点で症状があるものは，妊娠中の通院を中断せず，産後の生活の変化について相談したり，助産師や地域の保健師を紹介するなど，必要な場合にすぐ援助を求められるよう準備をしておくことが望ましい。BNに対しては，世界的には認知行動療法が第一選択である。日本ではBNへの認知行動療法は十分普及していないが，抗うつ薬が使用しにくい周産期の対象にこそ，認知行動療法的アプローチが必要になるだろう。

　産後の摂食障害患者と子どもの関係についてもさまざまな研究がある[10]。摂食障害患者では，食事に関して[11]，またそれ以外の場面でも子どもに対して支配的態度[12]をとりがちという報告もある。自分の身体を体重の数字で支配しなければ不安だという心性をもったまま出産に至り，子どもの行動を自分のコントロール下に置かなければ不安になるというケースは臨床的にも観察されるが，このような場合，子どものニーズは満たされず，心理的な成長に大きな影響を及ぼす。摂食障害の治療では，出産可能なまでに身体が回復したケースでも，自分の身体，そして子どもとよい関係をつくるという，心理面の

大きな仕事が残されているといえる。

長期経過のなかの妊娠・出産

　摂食障害の長期化も多い現在，妊娠・出産については，この疾患における社会復帰の全体像のなかでどのように位置づけられるかという視点も必要である。このテーマについては，スウェーデンでの調査[13]が参考になる。対象は，1968〜77年に出生した人口のなかで，1987〜92年にANの入院歴がある患者群748人である。これらの患者を2001〜02年まで9〜14年間追跡した結果，追跡時にANの診断を満たすのは4.5％に過ぎなかった。一方，社会適応の指標として，健康上の問題があると答えたのは8.7％（健常群1.3％），経済的に自立していない人は21.4％（健常群8.6％），そして出産歴は24.7％（健常群43.6％）であった。思春期にANの入院治療歴がある女性で出産に至るのは4人に1人であり，健常群に比較して，出産経験者は6割弱にとどまるということになる。追跡時にANの状態にあるものは少数だが，健康問題を抱えるものはこれより多いことから，診断基準を満たさないレベルの低体重が続くケースもあることが推測される。

　入院を要さないANも含めた対象で調査すれば，健常者との差はより小さいであろうが，この報告では，経済的に自立していない，福祉の対象となる人の多さが際立っている。経済的自立をしているか否かで出産率が異なるかどうかは不明だが，ひきこもりがちで就労も結婚・出産もしていないケースの存在が推測される。一方で，自立しない状態での出産ケースには経済的問題が大きいであろう。

　日本においても，成人期の患者が増えている現在，摂食障害のさまざまな病型の社会復帰の実態を明らかにし，妊娠・出産や子育てをしていくうえでの援助が提供されることが望まれる。

［注1］アルコール1ユニットとは，この論文が出版された英国では，純アルコールで8gを意味する。ビールグラス1杯相当で，1週間に14ユニット以上の飲酒は望ましくな

いとされている。

［注2］トリメスター（trimester）とは，妊娠期間を3つに分けて考えるもので，第1トリメスター（妊娠初期）は12週まで，第2トリメスター（妊娠中期）は14〜27週，第3トリメスター（妊娠後期）は28週以上を指す。

［文　献］

(1) 中井義勝「わが国における摂食障害の疫学調査」「摂食障害治療ガイドライン」作成委員会編『摂食障害治療ガイドライン』19-23頁，医学書院，2012年

(2) Hudson, J.I., Hiripi, E., Pope, H.G. et al.: The prevalence and correlates of eating disorders in the National Comorbidity Survey Replication. *Biol Psychiatry* 61: 348-358, 2007.

(3) Harris, A.A.: Practical advice for caring for women with eating disorders during the perinatal period. *J Midwifery Womens Health* 55: 579-586, 2010.

(4) Swann, R.A., von Holle, A., Torgersen, L. et al.: Attitude toward weight gain during pregnancy: results from the Norwegian mother and child cohort study（MoBa）. *Int J Eat Disord* 42: 394-401, 2009.

(5) Wentz, E., Gillberg, I.C., Anckarsäter, H. et al.: Reproduction and offspring status 18 years after teenage-onset anorexia nervosa-a controlled community-based study. *Int J Eat Disord* 42: 483-491, 2009.

(6) Koubaa, S., Hällström, T., Lindholm, C. et al.: Pregnancy and neonatal outcomes in women with eating disorders. *Obstet Gynecol* 105: 255-260, 2005.

(7) Micali, N., Simonoff, E., Treasure, J.: Risk of major adverse perinatal outcomes in women with eating disorders. *Br J Psychiatry* 190: 255-259, 2007.

(8) Micali, N., Treasure, J., Simonoff, E.: Eating disorders symptoms in pregnancy: a longitudinal study of women with recent and past eating disorders and obesity. *J Psychosom Res* 63: 297-303, 2007.

(9) Morgan, J.F., Lacey, J.H., Sedgwick, P.M.: Impact of pregnancy on bulimia nervosa. *Brit J psychiat* 174: 135-140, 1999.

(10) 西園マーハ文「産後のメンタルヘルスと摂食障害」『専門医のための精神科臨床リュミエール　摂食障害の治療』207-216頁，中山書店，2010年

(11) Stein, A., Woolley, H., McPherson, K.: Conflict between mothers with eating disorders and their infants during mealtimes. *Br J Psychiatry* 175: 455-461, 1999.

(12) Stein, A., Woolley, H., Murray, L. et al.: Influence of psychiatric disorder on the controlling behaviour of mothers with 1-year-old infants: a study of women with maternal

eating disorder, postnatal depression and a healthy comparison group. *Br J Psychiatry* 179: 157-162, 2001.

（13）Hjern, A., Lindberg, L., Lindblad, F.: Outcome and prognostic factors for adolescent female in-patients with anorexia nervosa: 9-to 14-year follow-up. *Br J Psychiatry* 189: 428-432, 2006.

第**6**章

摂食障害の時代的変遷

はじめに

摂食障害には「現代病」というイメージがあるが，古くから神経性やせ症の症例報告は多い。神経性過食症については，食べ物が乏しい時代には少なかったと思われるが，患者数が増加の一途をたどっているかどうかは議論がある。摂食障害の時代的変遷を考える場合には，このような疫学的議論のほかにも，過去と現代の症例の病理の異同や，摂食障害に対する一般の人々や治療者の理解がどのように変わったかという視点がある。本章ではこれらのテーマについて検討する。摂食障害に関しては比較精神医学的検討[(1)(2)]がなされてきたが，時間軸によるバリエーションについても検討することで，その特徴をより詳細に知ることができるであろう。

疫　学

神経性やせ症（anorexia nervosa）という病名は，1874年のGullの論文[(3)]のなかで初めて用いられた。Gullのほかにも，同時代のLasègue[(4)(5)]，Brugnoli[(6)]，Gullより早いMarcéによる1860年の報告[(7)]（第7章参照）など，19世紀には症例報告が少なくない。

近代的な医学的疾患以前に，シエナのカテリーナなど，宗教的な背景をも

って拒食したケースも知られている[8]。ただし，これらのケースの拒食は，必ずしも崇高な行為として崇拝されたわけではないようである。人目を引こうとしているだけではないかと疑われたり，修道院の労働義務を果たせないなどの理由から，周囲の宗教者は食事をとることを勧めたという[9]。カテリーナ本人も，食べられるようにと祈っているがうまくいかないと記し，拒食は自分の病弱さによると解釈していたといわれている[9]。他にも断食芸人といわれる，拒食を見世物にする芸人が人気を集めた時代もある[9]。これら芸人のほとんどは男性であるが，そのなかに摂食障害傾向のものがいた可能性は否定できない。

　「著名人にみられる摂食障害」の歴史も脈々と続いている。女性では，スコットランドのメアリ女王[10]，ハプスブルグ家皇妃エリザベト[11]，ダイアナ妃[12]，シモーヌ・ヴェイユ[13]，男性では『ピーターパン』の著者ジェームズ・バリー[14]などの摂食異常について報告がある。バリーについては，『リトルメアリー』という戯曲のなかで理想化された拒食をテーマにしており，拒食には関心が高かったものと思われる[14]。ダイアナ妃のように本人の生存中にその問題が明かされたケースばかりではないが，代表的罹患者に美，高貴，倫理性などがイメージされやすいことは，メディアの話題になりやすいことと関連があるだろう。

　「摂食障害がどんどん増えている」というような表現をしばしば見かけるが，社会全体の摂食障害患者の数を知るのは容易ではない。その理由の1つは，症状があっても，受診には抵抗を示すものが多いことである。このため，受診者数自体は有病率を反映しにくい。家庭医への登録制度がある国では家庭医が診断を下した患者数を把握できるが，日本では，婦人科だけを受診していたり，内科と精神科の両方を受診しているものなどもあり，患者数の特定が容易でない。摂食障害患者の疫学の難しさのもう1つは，摂食障害には，診断基準は満たさないいわゆるサブクリニカルな症状も多いことである。どのような基準で判断しているかにより，有病率は大きく異なる。また診断基準が広く用いられるようになった後とそれ以前とで有病率を比較する際には注意が必要である。

　Currinらは，英国において家庭医が把握した摂食障害の新規患者数の年次推移を調査した。[12]この報告によると，1988年から2000年の間，同じ診断方法を用いた登録患者のなかで，神経性やせ症の発生件数はほぼ横ばいであった。一方，神経性過食症については，1990年代になって発生率が急増したが，1996年のピークの後は減少しているという。減少は主に20〜39歳の年齢層によるもので，この年齢層の発生率は，10万人あたり，1996年の56.7から2000年には28.6に低下した。Eating Disorder Association（摂食障害協会）などのウェブ上の相談は増加していることから推測して，発生率減少の理由としては，相談機関が増え，医療機関への相談は減少したというのが1つの解釈である。一方，1992年にダイアナ妃の伝記が出版され，摂食の問題に苦しんだことが明らかにされたために，過食症への社会的関心や認知が急激に進んだという解釈も示されている。97年のダイアナ妃の死の頃には，報道によって新たな患者層が発掘されることはなくなっており，死後はメディアの強い関心が去ったという解釈も成り立つとされている。[12]

症候学的変遷

　神経性やせ症の症候学については，「やせ願望」をどう位置づけるかが大きな問題である。Gullの症例報告[3][15]には，拒食，食の強要への強い抵抗，病状に対する無関心，過活動などはくわしく記述され，現代の症例との類似性が目立つが，やせ願望についてはまったく記述がない。その後の研究のなかで，香港やインドなどからの症例報告でもやせ願望より胃腸の不調等を訴えるケースが多いことから，やせ願望はいわゆる「西洋」ケースに特有の症状という考え方も示された。[1]また児童では胃腸症状や食欲不振等は強いがやせ願望は目立たない症例も多いことから，古典的症例，非西洋症例，児童症例ではやせ願望が強くなくても神経性やせ症は否定されないという意見が強くなっている。[1]日本の場合，江戸時代の不食病の報告にはやせ願望は記述されていないが，[16]現代の症例は，欧米の症例との間に症状の極端な差はみられない。このように考えると，症状は，ダイエット情報の氾濫等により修飾され

る部分も大きいと考えられる。情報化が進んでいる現在，今後有病率が高まってくる国において，やせ願望の少ない摂食障害の時代がどの程度続くかは興味深いところである。

　神経性やせ症の症状が強い例の特徴は，やせ願望よりもむしろ，身体感覚の一種の解離状態や過活動にある。低体重が進むほど身体感覚の希薄さは強まり，極度の低体重にもかかわらず，疲労感や体調不良を訴えず，治療に導入しにくい要因となる。これは，Gullの時代の症例にも現代の症例にも共通する症状である。過活動については，Treasureらは，やせ雌豚病という畜産領域の疾患において，食欲低下，体重減少とともに過活動がみられることに注目し，神経性やせ症との類似性を示唆している[17]。過活動はGullらの症例報告にもくわしく記述されており，社会環境による症状の修飾を受けにくい部分だと思われる。

　神経性やせ症は社会的な原因が議論されやすい疾患ではあるが，中核的な症状は，食欲調節の脆弱性など何らかの生物学的基盤があることが示唆される。ダイエット人口が増えたために，Gullの時代ならば病状が顕在化することなく思春期を通過したと思われる，何らかの脆弱性をもつ人々の病状が顕在化しやすいとはいえるであろう。

　社会のダイエットブームの影響は，むしろサブクリニカル群の増加のなかに認められる。サブクリニカルというのは，一般にはグレーゾーンといわれるが，たとえば，時々ダイエットに伴う体重減少はあるが無月経には至らない，あるいは，体重増加は怖いが過食嘔吐は月に数回のみ，といったケースである。グレーゾーンの症例と診断基準を満たす症例に連続性があるのかどうか，また移行するとしたらどのような条件で移行しやすいのかといった点は，今後，最もデータの蓄積が必要なテーマである。ダイエット文化が定着した現在，サブクリニカルな状態のまま長期間経過している例も増えており，これらの対象の身体的，精神的状態についても研究が必要であろう。

　神経性過食症については，神経性やせ症ほど多くの古典的症例の報告はないが，異食を伴う大食や，拒食の後の過食などの報告が散見される[18]。拒食中の聖女の過食の様子が悪魔の仕業と考えられた[19]ところから推測すると，現代

の症例のむちゃ食い状態と類似した病状であったのであろう。日本にも「食わず女房」という民話があり[20]，日頃は何も食べず食費のかからない妻が，頭髪のなかに口を隠しもっており，夫の留守中に過食するという展開になっている。このような記述からは，こうした症状をもつものが実際にいたことも示唆されるという[21]。20世紀前半の症例としては，ジャネの症例やビンスワンガーのエレン・ウェストの過食症状が知られているが，これらは他の精神症状が多彩であり，単純な過食症とは病理が異なるという説[20]が有力である。

　飢餓後の過食ではなく，現代の神経性過食症の症状の基本である「自己嫌悪感でいっぱいになって過食が出てしまった」というような気分変調と過食の結びつきは，比較的新しい現象だと思われる。こうした症状が広まった背景としては，食べ物が商品としていつでも手に入ることや，主な患者層である若年女性が自由に外出でき食べ物が買える経済力をもったことなどが指摘できるだろう。

病気の解釈や治療理論の変遷

　摂食障害をどのような病気として捉えるかについては，時代ごとに大きな違いがある[22]。Vandereycken らは，シャルコーが発見した珍しいヒステリーの型がシャルコーの死とともにみられなくなったのと同様，摂食障害においても観察者の注目により病気の発生が影響を受ける可能性を指摘している[9]。摂食障害では，上記の通り，メディアの注目とともに患者の報告が増加してきた面はあるだろう。とくに，女性の生き方，家族の機能などと関連して論じられる場合が多い[23]。たしかに，母親との葛藤のなかで女性的身体を拒否する患者の姿は，女性の社会的立場を論ずる際のイメージとしては完璧である。また，メディアがこのような問題を日常的に取り上げるようになったために，摂食異常をもつ人々が専門家に相談しやすくなったり，「苦しんでいるのは自分だけではない」という感覚をもてるようになったという効果もある。しかしながら，一人の患者の治療過程においては，社会病理の現れとしての摂食障害という理解だけでは改善が難しい。社会学的な解釈を本人が受

け入れたとしても，食生活は変えられないことも多い。英国でみられた
1990年代の「時代の寵児」的な扱いは日本でも消長を繰り返しているが，
ブームの後には，「普通の病気」に対する治療として，地道な対応が求めら
れているといえるだろう。

　病気の解釈は専門家のなかでも異なる。精神医学の領域では，疾患の発生
に対する家族因説は否定される傾向が強くなっている。たとえば，統合失調
症の病因として，かつては「分裂病をつくる母」というような説もあった。
しかしこのような説は，感情表出研究[24]の発展により後方視的な病因の推定よ
りも発病後の経過と家族の関係に専門家の関心がシフトしたことや，生物学
的研究が発展したことで支持されなくなった。現在では，家族の負担の軽減
が病気の経過にもよいという考え方が強くなっている。一方，心療内科，小
児科や臨床心理学の領域では，感情表出理論は用いられないことが多く，母
子関係への注目や，「再養育（育て直し）」の技法[25]も重視されている。児童虐
待に関心が集まったことも影響して，摂食障害の原因として過去の家族問題
に焦点を当てる考え方は，メディアのなかでも人気が高い。摂食障害の領域
では，精神医学の立場からの，過去の家族関係を乗り越える視点と，過去に
さかのぼる視点が交錯しているのが現状であろう。幼少期の家族関係を理解
することは重要であるが，慢性の成人例や出産後の症例などが増えると，幼
少時の親子関係にさかのぼる作業は困難になる場合[26]が多いように思われる。
近年，摂食障害の領域でも遺伝研究が蓄積されてきており[27]，今後，摂食障害
に関する概念を修正していく可能性がある。

　反精神医学の時代以降，精神医学のなかではパターナリズムが否定され，
患者の自己決定を尊重する方向に進んできている。医療経済的な問題も大き
くなり，以前のような長い入院は困難になってきている。本人の病識や治療
意欲を高める働きかけがこれまで以上に重要になるであろう。

[文　献]
(1) Hsu, L.K.G., Lee, S.: Is weight phobia always necessary for a diagnosis of anorexia nervosa? *Am J Psychiatry* 150: 1466-1471, 1993.

(2) 切池信夫「非西洋諸国における摂食障害について」『臨床精神医学』26巻, 1227-1238頁, 1997年

(3) Gull, W.W.: Anorexia nervosa (apepsia hysterica, anorexia hysterica). *Transactions of the Clinical Society of London* 7: 22-28, 1874.

(4) Vandereycken, W., van Deth, R.: Who was the first to describe anorexia nervosa: Gull or Lasègue? *Psychol Med* 19: 837-845, 1989.

(5) Vandereycken, W., van Deth, R.: A tribute to Lasègue's description of anorexia nervosa (1873), with completion of its English translation. *B J Psychiatry* 157: 902-908, 1990.

(6) Habermas, T.: Historical continuities and discontinuities between religious and medical interpretations of extreme fasting. The background to Giovanni Brugnoli's description of two cases of anorexia nervosa in 1875. *Hist Psychiatry* 3: 431-455, 1992.

(7) Marcé, L.V.: Note sur une forme de délire hypochondriaque consécutive aux dyspepsies et caractérisée principalement par le refus d'aliments. *Annales médico-psychologiques* 6: 15-28, 1860.

(8) Brumberg, J.J.: *Fasting girls: the emergence of anorexia nervosa as a modern disease.* Harvard University Press, 1988.

(9) Vandereycken, W., van Deth, R.: *From fasting saints to anorexic girls: the history of self-starvation.* Athlone Press, 1996.

(10) McSherry, J.A.: Was Mary, queen of scots, anorexic? *Scott Med J* 30: 243-245, 1985.

(11) Vandereycken, W., van Deth R.: Das anorektische Leben der Kaiserin Elisabeth von Österreich (1837-1898). *Nervenarzt* 67: 608-613, 1996.

(12) Currin, L., Schmidt, U., Treasure, J. et al.: Time trends in eating disorder incidence. *Br J Psychiatry* 186: 132-135, 2005.

(13) 加藤敏「シモーヌ・ヴェイユに学ぶ摂食障害」『精神科治療学』20巻, 775-784頁, 2005年

(14) Fried, R., Vandereycken, W.: The Peter Pan syndrome: was James M. Barrie anorexic? *Int J Eat Disord* 8: 369-376, 1989.

(15) Gull, W.W.: Anorexia nervosa. *Lancet* 1: 516-517, 1888.

(16) 香川修徳『一本堂行餘醫言』巻之五, 1788年

(17) Treasure, J.L., Owen, J.B.: Intriguing links between animal behavior and anorexia nervosa. *Int J Eat Disord* 21: 307-311, 1997.

(18) Parry-Jones, B., Parry-Jones, W.L.: History of bulimia and bulimia nervosa. In:

Brownell, K.D., Fairburn, C.G. (eds.): *Eating disorders and obesity: a comprehensive handbook*. pp.145-150, Gilford Press, 1995.

(19) Russell, G.F.M.: The history of bulimia nervosa. In: Garner, D.M., Garfinkel, P.E. (eds.): *Handbook of treatment for eating disorders. 2nd ed*. pp.11-24, Guilford Press, 1997.

(20) 福田和子再話『くわずにょうぼう』福音館書店, 1980年

(21) 末松弘行「わが国における摂食障害の臨床と研究のめばえ」第1回日本摂食障害学会特別講演, 2005年

(22) 西園マーハ文「摂食障害の治療理念」『精神医学史研究』9巻, 43-48頁, 2005年

(23) Orbach, S.: *Hunger strike: the anorectic's struggle as a metaphor for our age*. W. W.Norton, 1986. (鈴木二郎, 天野裕子, 黒川由紀子他訳『拒食症―女たちの誇り高い抗議と苦悩』新曜社, 1992年)

(24) Leff, J.P., Vaughn, C.: *Expressed emotion in families: its significance for mental illness*. Guilford Press, 1985. (三野善央, 牛島定信訳『分裂病と家族の感情表出』金剛出版, 1991年)

(25) 山岡昌之, 加藤直子, 一條智康他「再養育療法」石川俊男, 鈴木健二, 鈴木裕也他編『摂食障害の診断と治療ガイドライン2005』89-95頁, マイライフ社, 2005年

(26) 西園マーハ文「育児中に見られる摂食障害」久保木富房, 不安・抑うつ臨床研究会編『食べられないやめられない摂食障害』99-112頁, 日本評論社, 2002年

(27) Kendler, K.S.: Twin studies of psychiatric illness: an update. *Arch Gen Psychiatry* 58: 1005-1014, 2001.

第**7**章

19世紀フランスにおける摂食障害
やせ願望のない時代の「やせ症」とMarcéによるその記述

古典的摂食障害と，Gull，Lasègue による
「新しい疾患」としての摂食障害

　摂食障害という用語は，神経性やせ症（anorexia nervosa，フランス語ではanorexie mentale）と神経性過食症（bulimia，フランス語ではboulimie）およびその亜型の疾患を総称するものであるが，現代社会を代表する疾患として理解されていることが多い。たしかに有病率は50年前に比較すれば増加しており，メディアでやせた体型がもてはやされることや，食べ物が容易に手に入ることが増加の一因となっていることは否定できない。しかし，病的にやせたファッションモデルやコンビニエンスストアがなかった時代に摂食障害が存在しなかったかというと，そのようなことはなく，患者数は少ないながらも症例報告が散見される。古くさかのぼれば，シエナの聖女カテリーナと呼ばれた14世紀の女性は，極度の節食で知られる。他にもヨーロッパには「奇跡乙女」といわれる若年女性たちの記述があり，絶食の信憑性が論争されたりした。これらの古いケースは，「食欲の否定」に特徴があり，食欲がないこと，あるいは食べないことが聖的であるという文脈で発生している[1]。

　しかし，時代が19世紀になると，やや症状の意味づけが変わり，「食後の胃部不快感」といった心身症的症状が「食べない理由」の中心になってい

94

く。歴史家Brumbergはこれを摂食障害の医学化（medicalization）という言葉で説明しているが[1]，拒食は「奇跡」ではなく「病気」になっていった。そして，患者を抱える家族は，宗教家ではなく医師のもとを訪れて相談するようになっていく。先にも触れた英国のGullとフランスのLasègueは，1873年，ほぼ同時に神経性やせ症の記述をした。互いに相手の出版については知らなかったと主張しているが，どちらが先に記述をしたか，また，疾患名をめぐって争いがあったという[2]。Gullは1868年のオックスフォードでの英国医学会の例会で，医学的診断や病因に関して講演し，そのなかで，結核のないHysterical apepsia（ヒステリー性食欲不振）の患者を見たら腸間膜の疾患と誤診してはいけないといった説明をし，この講演がのちにLancetに掲載されている。Gullは，これこそが世界初の神経性やせ症の記述だとしている。しかし，このときの記述はほんの短いもので，Lancetにおさめられた5ページに及ぶ講演録の0.5%を占めるに過ぎず，この講演をもってGullが新しい臨床単位を記述し報告したとするのは難しいという意見もある[2]。1873年になってLasègueの論文が出版され，同年英訳も出版された。その後Gullがどのようにオリジナリティを主張したかについてはいくつかの報告がある[2][3][4]が，一般には，anorexia nervosaという疾患名からはGullが連想されることが多いと思われる。

「忘れられた」Marcéの論文

GullとLasègueの対決が有名なので，フランスにおける拒食症の近代的記述としては，Lasègueが嚆矢と一般的には思われている。しかし，実はさらにさかのぼって1860年にすでにMarcéによる詳細な記述がある[5]。実際にはこれは1859年10月にSociété Médico-psychologique（医学心理学会）で行われた講演の記録である。Marcéは精神医学史上であまり語られることはなく，アンリ・バリュークによる『フランス精神医学の流れ』にも登場しない。フランスで最近出版された摂食障害に関する啓蒙書にもGullやLasègue，そしてanorexie mentaleという言葉をつくったHuchardの名は挙がっている[6]

が，Marcéについては言及がない。Marcéは36年の生涯のうちに精神医学の
さまざまな分野で8冊の書物と多くの論文を著した多作の人である。なぜ
Silvermanの論文（Louis-Victor Marcé, 1828-1864: anorexia nervosa's forgotten
man）[7] が出るまで「忘れられた人」になっていたか，その理由は明らかでな
い。その著作の範囲は多岐にわたり，拒食症についてのこの記念すべき論文
以外にも，産後の女性の精神症状に関する論文が知られている。産後うつ病
など，産前産後のメンタルヘルスの研究者たちは彼の名前を冠したMarcé
Societyという研究組織をつくって1980年代から活動している。

　さて，Marcéの拒食症論文は前半が病気の特徴についての記述，後半に2
例の症例呈示がある。「食欲不振に続いて発症し，主に食事拒否に特徴づけ
られる心気妄想（délire hypochondriaque）の一型に関する考察」と題され
たこの論文の冒頭を以下に訳出する。

　　頻度も高く，種類も多い種々の食欲不振のなかで，随伴する特徴的な精
　神症状のために精神科医がとくに注目したほうがよいと思われる一型が存
　在する。

　　これは，若年女性が思春期に早熟な身体発達の後，極端な食欲不振に陥
　るというものである。拒食の期間はさまざまであるが，彼女たちは食物に
　対する嫌悪感を募らせ，食物を非常に必要とするような状況でもこの嫌悪
　が克服されることはない。もう1つの型は，食欲が消失することはない
　が，食物の消化は苦痛で，鼓腸や気分低調，倦怠感を伴う。これら食欲不
　振の2つの型は，非常に頻度の高いものであるが，精神疾患の遺伝負因の
　ある若年女性に，月経機能を引き起こすような精神的障害を伴って発症す
　る場合は，真の部分妄想だと考えるのが妥当であろう。食欲不振にせよ，
　消化による不快感にせよ，症状が強まると，患者たちは，食べてはいけな
　い，あるいは食べられないという妄想的確信に達する。一言でいえば，胃
　の神経症（la névrose gastrique）が脳の神経症（la névrose cérébrale）
　に形を変えるのである。

　délireという用語が，正確に現代の精神病理学用語で何に相当するかについては議論がある。「妄想」というよりは広い「精神障害」を意味する可能性も高い。訳出した最後の行で，神経症（névrose）という用語が用いられているが，これが示すのも現代の「神経症」と同一ではなく，より広い精神障害，精神疾患を表していると思われる。論文中にはmanieという用語も登場するが，Marcéはあまりこれらの用語を厳格に区別せず用いているようである。このことから推測すると，この論文が後世知られなかったのは，Lasègueのanorexia hysterica，Gullのanorexia nervosaに匹敵する疾患概念の提出や疾患論上の新しい議論がなかったことも一因だったかもしれない。より正確には，「疾患名の提出」がなかったことが大きなマイナスになったといってよいだろう。Brumbergの言うように，19世紀は疾患名が多産された時代だったからこそ，Gullはanorexia nervosaのオリジナリティを強く主張したわけだが，新しい疾患名という名札がないばかりに優れた論文が忘れられていたとすれば残念なことである。

　さて，この論文の内容であるが，「食べなくてもよい」「食べられない」という心性が妄想的（あるいは病的）であり，しかも「部分妄想」で人格すべてがおかされているわけではないという記述は，現代の症例にも当てはまり，説得力がある。近年の摂食障害に関する病理の理論では，実際は極度な低体重なのに太っていると感じる「ボディイメージの障害」の部分を妄想に近い認知の歪みと捉えてきた。一般には「太っているから食べられない」という患者の言に対して，太っていないことをカウンセリングでわからせれば食べるようになるのではないか，と思われることがあるようだが，ボディイメージに直接的に働きかける説得はほとんどの場合，失敗に終わる。他の人の意見では訂正できない点，妄想的だといえる。しかし，一方で，「人から見るとガリガリなのはわかっているが自分には太っていると感じられる」と2つの考え方を併せ持つものもあり，以前言われていたほどやせをまったく認知できないわけでもない。ボディイメージについては，聞く人によって答えが変わるような症状といえる。摂食障害と文化というのは大きなトピックであるが，香港などでの調査では，明らかに神経性やせ症と思われる症例で

も必ずしもやせ願望が強くないことから，診断基準のなかでやせ願望を絶対視する必要はないという主張もある。Marcéらの歴史的症例も教えてくれるように，社会全体が体型やダイエットにとらわれていなくても，摂食障害は発生する。摂食障害の中心概念のように思われているやせ願望が，社会や時代の影響を受ける流動的なものであるということは興味深い。

　どの時代の患者にも共通する病理として，神経性やせ症患者には，他者とのコミュニケーションを拒み，生死の危険性も認知できなくなる「病的」部分があり，これがやせ願望に集中して表現されればボディイメージの障害，食べないことに集中すればMarcéのような記述になるといえるだろう。イタリアの精神科医Palazzoliは，1963年に出版された（英訳版は1974年）*Self-starvation*のなかで神経性やせ症をintra-personal paranoia（個人内パラノイア）と表現した。個人のなかで「悪い対象」と認知される部分が身体に投影される，という対象関係論に基づく考え方である（第3章参照）。Marcéの考え方と対象関係論との間に理論的関連はほとんどないが，paranoiaという「妄想」を表す用語が使用されていることに加え，Marcéが「部分的」妄想，つまりよいところと病的なところがあると区別しているところに，イメージとしては重なる部分がある。

　Marcéの論文では2症例が呈示されている。症例1は19歳女性で，精神疾患の遺伝負因があり，小児期から病弱だったという。腸チフスに罹患した後，消化器症状が出始め，一時期は50ポンドまで体重が落ちた。この症例は，食事への説得にまったく応じず，結局Marcéが吸い呑みで強制的にブイヨンを飲ませるに至った。最初は吐き出そうとしたものの，患者が「自分で飲む」と言い，それが明らかな転回点となって，その後は順調に経過したことが記されている。それまで慎重に段階的に治療を進めたものの，万策尽きて強制的手段をとったとき，患者のなかに大きな動揺があり，しかしそれが変化のきっかけとなった様子がわかる。症例2は14歳で，生来健康であった。一人でないと食べられない，食べるものの重さを一回一回はかる，ワインと水を絶対に混ぜずに別々に飲む，といった食に関する細かいこだわりと儀式があり，家庭での治療はうまくいかなかったという。転地させた時期

や，看護者をつけて毎日5gずつ食事を増やすといった方法をとった時期は症状が改善するものの，家庭に戻るたびに食生活が乱れるという現代の症例にも通じる現象も記述されている。症例記述のなかで食欲不振という症状を表すのにanorexiaという用語が用いられている。

　Marcéは治療について，患者の病的な部分に振り回されてしまうものが多いことを戒め，断固として，しかし少量ずつ徐々に食事をとらせるようにしなければならないと述べている。それがうまくいかなかった場合は，強制的手段をとらなければならないというのも現代の治療に通じる。しかし，現在の精神医学は，Marcéの時代と比較すると，フロイトの理論を経由し，精神疾患についてその背後の心因を探り，理解するというレパートリーが加わっている。摂食障害でも親子関係などが「心因」として重視され，患者への共感を重視すると食に関する断固とした態度はとりにくいことがある。またその一方で，薬物療法や，身体治療面でも中心静脈栄養などの技術が発達したため，話をしてもコミュニケーションがとれない「病的」部分については，即効を期待して医学的処置がただちにとられることも多い。しかし，これらの洗練された医学的処置でも摂食障害の病的部分がただちに根治するとは限らない。素手で一歩一歩治療を進めるMarcéの姿勢は，現代の治療者が忘れがちな基本的な治療態度を示すものである。症例記述を読むと，Marcéの治療は患者の信頼を得ていたことが推測される。吸い呑みを強制的に口に入れブイヨンを与えるという方法も，その前段階の慎重な食事療法の蓄積と信頼がなければトラウマ的治療にしかならず，患者の経過も違ったものになっていたであろう。

再びオリジナリティをめぐって

　Marcéの論文は，同年（1860年）のうちに英訳がなされ，英国の*Journal of Psychological Medicine and Mental Pathology*に掲載されている。[10]症例部分は割愛されているが，前半の解説部分は，段落分けもオリジナルをほとんどそのまま活かした逐語訳である。神経症（névrose）がなぜneurosisではな

99

く nervous disorder という訳語になっているのかなど，精神医学史的に興味深い点が多々あるが，これらについての検討は別の機会に譲る。当時はフランスの論文のうち重要なものは英訳されていたというのが注目すべき点であり，このことを考えると，Gull が Lasègue の著作を知っていたかという議論の前に，Gull が（Lasègue もだが）Marcé の論文を読んでいなかった，あるいはそのことに誰も注意を喚起しなかったことのほうが問題に思われる。この英訳の出版から Gull のオックスフォードの講演までの 8 年間，神経性やせ症はどのように議論されていたのだろうか。Marcé の論文の英訳が掲載されているのは上記の学術誌の「海外文献の紹介」という項であるが，Marcé の紹介のすぐ後には，sitomania というやはり拒食を表す疾患に関する米国の医師の仕事の紹介が掲載されており，拒食の問題に誰も興味をもっていなかったとは考えにくい。Gull は Marcé の論文を知っていたが，Lasègue とオリジナリティをめぐる論争になったとき，「実は Lasègue より前の Marcé のほうを参考にしたのだが……」とは言い出せなかったのだろうか。それとも Vandereycken らが指摘するように，Lasègue の論文の英訳さえ，同僚に指摘されて初めて読んだと認めているくらいだから（これは Lasègue の仕事を知らずに論文を書いたことを示すための口実である可能性もある），英国以外の文献には興味をもっていなかったのだろうか。Gull は anorexia という用語のほうが学術的と判断したらしく，1874年の文献では「1868年の講義では，apepsia hysterica と表現したが，Lasègue の anorexia hysterica の論文を見る前に私も anorexia という言葉のほうがよいと思っていた」と記している。すでに述べたように Marcé は anorexia という用語を使っており，同時に dyspepsia や inappetence という用語も厳密に定義せず使っている。こういった用語に対するおおらかさが当時一般にみられたものなのか，Marcé 特有のものなのかは不明だが，疾患名と同じく，言葉に対する野心がなかったのがその後のオリジナリティ追求の時代を生き残れなかった一因のように思われる。摂食障害は現代病といわれるが，摂食障害の歴史も，ある時期から，新しい疾患名争い，オリジナリティ争いという現代医学の野心に巻き込まれつつ発展していった点が興味深い。

[文　献]

(1) Brumberg, J.J.: *Fasting girls: the emergence of anorexia nervosa as a modern disease.* Harvard University Press, 1988.

(2) Vandereycken, W., van Deth, R.: Who was the first to describe anorexia nervosa: gull or lasègue? *Psychol Med* 19: 837-845, 1989.

(3) Vandereycken, W., van Deth, R.: A tribute to lasègue's description of anorexia nervosa (1873), with completion of its english translation. *Br J Psychiatry* 157: 902-908, 1990.

(4) Silverman, J.A.: Lasègue's editorial riposte to gull's contributions on anorexia nervosa. *Psychol Med* 22: 307-308, 1992.

(5) Marcé, L.V.: Note sur une forme de délire hypocondriaque consécutive aux dyspepsies et caractérisée principalement par le refus d'aliments. *Annales médico-psychologiques* 6: 15-28, 1860.

(6) Maillet, J.: *Histoires sans faim: troubles du comportement alimentaire: anorexie, boulimie.* Desclée de Brouwer, 1997.

(7) Silverman, J.A.: Louis-Victor Marcé, 1828-1864: anorexia nevosa's forgotten man. *Psychol Med* 19: 833-835, 1989.

(8) Hsu, L.K.G., Lee, S.: Is weight phobia always necessary for a diagnosis of anorexia nervosa? *Am J Psychiatry* 150: 1466-1471, 1993.

(9) Selvini-Palazzolli, M. (Pomerans, A. [trans.]): *Self-starvation: from the intrapsychic to the transpersonal approach to anorexia nervosa.* Human Context Books, 1974.

(10) Marcé, L.V.: On a form of hypochondriacal delirium occurring consecutive to dyspepsia, and characterized by refusal of food. *J Psychol Med Ment Pathol* 13: 264-266, 1860.

コラム④
摂食障害と新型コロナ

　2年ほど前には想像もしていなかった，新型コロナウイルス感染症が広がっている。コロナ禍での生活の変化は，人々のメンタルヘルスに大きな影響を及ぼしている。コロナうつ，コロナ自殺，コロナ離婚，コロナ疲れなど，感染症流行後につくられた新語のなかには，メンタルヘルスの変化を表すものが少なくない。

　日本摂食障害協会には，新型コロナによる外出自粛が始まってから，症状への対応に困っているという声が多く寄せられた。医療機関によっては，入院や対面診察にも制限がかかり始めた頃である。協会で取材活動をしているメディア担当者からも，海外と比較して日本の現状はどうかという質問が寄せられた。

　これらを踏まえて，協会では，コロナ禍の摂食障害当事者の実態についてウェブ調査を行った。こうした調査は従来，病院通院者に質問紙を配布する形式が多く，医学的治療を要する神経性やせ症患者の結果に偏りがちだったが，今回はウェブ調査としたことで，約8割は神経性過食症の当事者となった。なかには治療を受けていない人も含まれ，医療機関からは見えにくい摂食障害の実態が明らかになったといえる。神経性過食症の当事者はパートやアルバイトをしていることも多いが，その多くは飲食や販売等，人との接点がある業種である。このため，コロナ禍では失業したり就業日が激減したりして，経済的問題を抱える人が多かった。

　調査は2020年の外出自粛期（4月15日〜5月7日）と自粛解除期（8月25日〜9月11日）の2回実施した。1回目は278名，2回目は193名から回答があった。結果は協会ホームページに掲載しているが，概要は以下の通りである。

・1回目調査でも2回目調査でも，神経性やせ症制限型の人は拒食傾向が強まった。神経性やせ症過食嘔吐型や神経性過食症など，過食と排出行動がある人は，これらの症状が増えたケースが多かった。

- 憂うつ感が悪化している人が多く，また，対人関係，家族関係，進路など，症状の背景の心理的問題に関する不安も強まっている人が多かった。憂うつ感の悪化と過食嘔吐の悪化には有意の関連がみられた。
- 一方で，一人暮らしの学生がリモート授業のため実家に戻ったことをきっかけに，それまで隠していた摂食障害のことを家族に話したり，毎日買い物に行けない生活のなかで，これまで食べられなかった食材を食べてみるなど，前向きな変化を経験した人もいた。これらの変化は一過性のこともあったが，持続している人もいた。

　まとめると，コロナ禍では，食行動の背後にある対人面や社会適応に関するさまざまな不安が強まったことを背景に，症状が悪化している人が多かった。摂食障害は「やせてきれいになりたい病」だと一般に誤解されていることがいまだ多い。しかし，コロナ禍での症状の悪化は，「コロナ太り」への単純な反応ではなく，対人関係や将来の進路への不安など，心理状態の悪化が影響していた。摂食障害にはこれらの心理的背景が重要だということが改めて示されたといえる。一方で，摂食障害は生活が「ワンパターン化」しやすいなか，コロナ禍によるやむを得ない生活の変化が，症状によい変化をもたらすきっかけとなり得ることも示された。

　この調査でわかったのは，コロナ禍による生活の変化で症状の悪化を経験している人と，前向きな変化を経験している人がいるということである。治療者の役割としては，悪化したケースには，本人が早期に生活をコントロールできるよう援助し，新しい行動ができるようになったケースには，その継続を支援することであろう。変化そのものは，治療を受けていない事例にも生じている。しかし，変化を定着させ，その意味を振り返るには，治療の役割も大きいと思われる。コロナ禍が収束したときには，多くの当事者が症状対応への柔軟性を獲得できているよう，支援していくことが望まれる。

［文　献］
（1）日本摂食障害協会「新型コロナウイルス感染症が摂食障害に及ぼす影響（日本財団2019年度支援事業調査報告書）」（https://www.jafed.jp/pdf/covid-19/covid19_single.pdf）

第II部
摂食障害の「治療」を考える

第**8**章

摂食障害対応の基本

はじめに

　摂食障害は，有病率が高く，死亡例も珍しくない重大な疾患である。発症早期に援助を開始し，極度の低栄養や慢性化を防ぐことが望まれるが，患者との治療関係の構築は難しく，外来治療は中断しがちである。神経性やせ症においては，低栄養が進むと入院治療が行われるが，これについては高カロリー輸液などの医学的な手段がある。また，従来から行われている行動療法でも，ある程度の体重増加は期待できる。しかし，体重増加以外の治療効果には個人差が大きく，退院後の通院が続かないケースも少なくない。患者の生活の質の向上を考えれば，他の精神疾患同様，摂食障害に対しても，症状悪化時の入院治療だけでなく，外来が治療の中心となり，地域生活を援助できることが望ましい。そして外来治療の充実のためには，摂食障害の多彩な病理，治療関係のつくり方，薬物療法以外の治療スキルといった基本を知っておく必要がある。

本人の治療参加――強制か放任かを超えて

　摂食障害，とくに神経性やせ症では，否認の現象がしばしばみられる。否認は，摂食障害においては重要な特徴であるが，この言葉は精神医学の領域[1][2][3][4]

で広く用いられるわけではなく，薬物療法の対象になりにくいことから，症状としての理解が根づいていないように思われる。低体重の患者が「どこも悪くない」と言ったり，ほとんど食べていないのに「ちゃんと食べている」と言ったりすると，「意図的に嘘をついている」と捉えられてしまうこともいまだ多い。

　たしかに否認は，治療関係を難しくする大きな原因ではある。19世紀にanorexia nervosaを記述した[5]Gullの論文[6]にも，極度の低体重でありながら「私は元気」と言った患者の報告がある。そしてGullは，否認する患者の意向は絶対に聞かず，2時間ごとに高栄養食品を食べさせることを推奨している[6]。一方，18世紀の日本の事例では，食べることを強制すると吐いたりするため，「治せざるをもって真の治法となす」態度が最も望ましいとされた[7][8]。このように，神経性やせ症の否認を前にすると，強制的に食べさせるか，本人が食べる気になるまで何もしないかの両極端の対応になりやすい。18世紀の事例では治療者が見守りを行っていたようだが，現代日本では，入院治療は強制的に行う一方，退院後の外来では見守りもできていないことが多いように思われる。そして，患者の家族が「食べなさい」という強制と「好きにしなさい」という放任を繰り返しがちなのは周知の通りである。

　この強制と放任の繰り返しというかかわりに欠けているのは，本人がどのような体験をしているか，何か本人にも協力してもらえることはないか，という視点である。理想的なのは，本人が協力するというよりは，本人の取り組みを治療者が援助するという関係であろう。

　神経性やせ症の治療にこのような視点の必要性がいわれるようになったのは，摂食障害の病理や患者層が時代とともに変化したことが大きい。とくに，神経性やせ症の「流行」の後，神経性過食症の患者が増加したことは，摂食障害の治療観に大きな影響を与えた[8]。神経性過食症では，神経性やせ症とは異なり，一方的に提供できる治療は少ない。また，患者は正常体重であることも多く，本人が症状を正確に伝えない限り治療者には症状の程度が不明で，治療計画が立てられない。さらには，24時間，食べ物にアクセスできる現代の生活のなかで症状コントロールのスキルを身につけるには，本人

の治療動機が必須である。こうしたことを背景に，神経性過食症には認知行動療法が勧められるようになった。認知行動療法は本人の症状モニタリングを重視する。患者の数が非常に増えた後は，認知行動療法をベースにしながらも，より簡便な，患者自身が症状に取り組む方法が開発された。このガイデッドセルフヘルプ（指導つきセルフヘルプ）は，英国のNICEガイドラインにおいて治療の第一段階でまず取り組むべき方法として推奨されている。

神経性やせ症への基本的対応の実際

（1）本人が何とかしたいと思うことを探す

　神経性やせ症では，一般的に，低栄養が進むほど本人は治療に拒否的になる。したがって，本人との共同作業を行うには，早期の治療開始が望まれる。「やせすぎ」「このままでは将来子どもが産めない」といった説明は治療意欲を引き出せないことが多い。本人はこうしたことには困っていないからである。摂食障害の多彩な症状をよく知り，本人が「何とかしたい」と思うことが何かないかを探る必要がある。発症間もないケースでは，1年前と比べて違和感を抱いていないか，自分自身困っていることはないかを尋ねると，「頭のなかが体重のことばかりで他のことに集中できない」といった支配観念の苦しさを訴える場合もある。そうなったのはいつ頃からか，そのときの体重はどれくらいだったかというような情報があれば，治療関係づくりに役立つ。標準体重まで戻すという目標には納得しない患者でも，「頭に栄養が行かず，思考に影響が出てきたのはその体重になってからなので，まずそこまで戻して，それからどうするかまた考えよう」という提案は受け入れられることが多い。

（2）本人が取り組める外来での栄養改善

　栄養指導は精神科外来では困難だと思われがちであるが，早期に対応できれば，栄養改善は十分可能である。NICEガイドラインでは，ほぼ7000kcalの追加が体重1kgの増加をもたらすと考えて対応することを勧めている。

これには個人差があり，吸収能力が落ちている患者では摂食量を増やしても体重増加につながらない場合もある。しかし一般的には，今の食事にだいたい250〜300kcalの追加を1ヵ月続ければ，体重が1kg回復することを説明する。通常の栄養指導では，「1日トータルで1600kcal食べるように」といった指導が多いが，外来では，1日の摂取量は不明なことが多い。えてして「もっと食べるように」「食べています」という押し問答になりがちである。「食べているかもしれないけれども，体重が変わっていない。吸収が悪いのかもしれないので，今の状態に1日300kcal足すように」という指示ならば，課題が達成できているかどうかがわかりやすい。300kcalという枠が示されると，その枠内ならば，チョコレートなど高カロリー食品を取り入れられるケースもある。Gullは「患者の意向は絶対聞いてはいけない」としたが，枠は示したうえで，内容は本人の自由とするほうが治療意欲は高まる。

　過活動傾向の患者には，運動の軽減を300kcal追加の一部としてもよいことを説明する。「動き回っていません」と言う患者には，日々のさまざまな活動による消費エネルギー量[(12)]を振り返ってもらうとよい。スポーツとしての運動はしていなくても，エレベーターの使用を避けて常に階段を使用していたり，楽器を長時間練習していたりする場合もある。また，睡眠時間を確保するのもよい方法である。このようにして1ヵ月に1kg追加できれば，早期に治療が開始できたケースでは，入院はほとんど回避できる。

　1ヵ月に1kgの体重増加は1日あたり33.3gの増加だが，これは毎日体重をはかっても，その時々の飲食量に隠れて算出できない微増である。したがって，体重の値は気にせず，生活習慣として300kcal追加することを毎日続けるよう促す。患者は「自分が決めた量以上に食べたら太る」と思っていることが多いが，1kg増やすのも意外に難しいことが実感できると，「このひと口を食べるかどうか」といった心配に振り回されずに治療に取り組みやすくなる。

（3）心理面の対応

　このように，早期に治療を開始すれば，本人の希望も取り入れながら栄養

補給ができる。では，心理面にはどのように対応すればよいだろうか。

　心理面の問題を最初から自覚していたり，体重を戻す話をすると「もとの自分には戻りたくない」という気持ちがすぐ語られるような場合は，その背景を丁寧に聞いていく。しかし，初診の段階では本人は心理的背景に無自覚であることも多い。「学校での人間関係や家族関係がストレスになることもあるのだが，あなたの場合はどうですか」と聞いても答えがないときは，栄養指導をしながら，本人の置かれている状況を知る努力を続ける。虐待などの事例には特別の配慮が必要だが，一般的には，過去の病因を突き止める態度ではなく，回復のためにどのような心理的問題の解決が必要かという視点が有用である。ときには小学校時代からの成長曲線も役に立つ。明らかな体重減少は直近の数ヵ月であっても，その1～2年前のある時点から，本来の成長曲線を外れ始めていることがある。その頃何があったかを確認すると，学校への不適応や家庭内の問題など本人が伸び悩んでいる理由を推測できる。

　「食べている」「食べていない」という，本人と家族のすれ違いを整理し，心理面の話をするには，面接の設定も重要である。まず本人と家族から一緒に話を聞き，次に，本人だけの話，家族だけの話を聞く時間を設ける。それぞれの話を聞きつつ，「自分はこういうふうに思って行動している」という内容を相手に話すことを勧める。そして，最後に再び家族同席面接の時間を設ける。短時間でもこのことを面接のたびに繰り返せば，「ちゃんと食べている」の定義がすれ違っていること，しかし定義の違いを議論するだけでは意味がないことを理解し，実質的に状況を改善するにはどうすればよいかという共同作業ができるようになっていく。個別の話を聞かずにいると，「娘はさっきこう言いましたがそれは嘘です」という電話が後で入ったり，帰宅後に本人が「もう受診はしない」と言い出すなどの経過になりやすい。また，主治医への質問を積極的に受け付ける態度も重要である。

神経性過食症への基本的対応の実際

　神経性過食症の治療には，認知行動療法の効果が知られている[(10)(11)]。また，認知行動療法の前に，病気への理解，症状モニタリング，生活の規則化などを行うガイデッドセルフヘルプも推奨されている[(10)(11)]。

　これらの治療の詳細は成書に譲るが[(9)(13)]，外来での基本的対応のポイントは，本人に自分の生活状況を把握してもらうこと，それに基づいて実行可能な過食嘔吐の枠を設け少しずつコントロールすること，生活のリズムを決めておくことなどである[(13)(14)]。「過食嘔吐を止めるにはどうしたらよいですか」という質問も多いが，神経性過食症の治療は，「過食嘔吐を止める」ことだけを視野に入れても効果は小さい。また，NICEガイドラインなどでは，抗うつ薬は過食嘔吐を減らす効果はあるが，薬物療法だけの治療は勧められないとされており[(10)(11)]，生活リズムも見直す必要がある。患者は，過食を怖れて日中はほぼ何も口にせず，夜中に空腹を感じて大量の過食をしているというような生活パターンが多い。結局，「明日から過食はゼロにする」といった非現実的な理想を掲げながら，失敗を繰り返してますます自己評価が下がることになる。外来では，理想はいったん横に置き，現在の食事や睡眠，社会生活のリズムをしばらく冷静に記録することを勧める[(9)(13)(14)]。ワークブックなどを使用してもよいし[(15)]，自分の好きな形式でもよい。症状に対する心理教育を行い，絶食が過食嘔吐を引き起こすという悪循環が起きていることを理解するなども必要である[(14)]。そして，毎日1万円分の過食をしているならば，まずは9900円を目標にするなどの現実的な目標を掲げれば，達成できる日が多くなる。

　ここで，過食をゼロにすることを最初から目指すのではなく，生活を規則的にすることで改善がみられた事例を紹介する。

［事　例］20代女性　神経性過食症

　高校生の頃からイライラしたときに過食をする癖があった。大学に入って一人暮らしになってからその頻度が増え，過食とともに嘔吐することが増え

てしまった。

　大学での勉強は，思っていたよりレポート等が多く，負担を感じた。しっかりアルバイトをしないと生活費が足りないため，アルバイトも忙しい。サークルには所属したが，あまり行く時間がない。ストレスが大きすぎるのが過食嘔吐につながっていることには気づいているが，どうしたらよいかわからないままに時間が経ってしまい，誰にも相談していない。

　3年生になって，企業のインターン体験をすることにした。それまでに過食嘔吐をなくしたいと思い，ネットで調べて近所の精神科を受診した。すぐ過食を止めたいと医師に伝えたが，「急にゼロにはならない」と言われて落胆した。抗うつ薬が処方されたので服用してみたが，期待した効果はほとんど感じられず，通院はやめることにした。またネットで検索し，ネガティブな認知を変えるのがよいと知り，認知行動療法の本などを買って試してみた。自分の考え方の癖はわかったが，食行動については，過食を我慢しようとして，日中は普通の食事も控えめに過ごし，夜になると過食が出てしまうということを繰り返していた。

　その頃，友人にも過食症の治療を受けている人がいることがわかり，同じクリニックに行ってみることにした。そこでは，まず生活を規則正しくして，夜は寝ること，朝起きる時間を固定すること，食事の時間や間食の時間を決めておくことなどを指導された。三食とるのは抵抗があったが，現状では絶食時間が長すぎ，絶食後に何かを食べたときにコントロールできない状況になっているという指摘には納得し，生活を規則的にしてみることにした。また，過食したものも記録を残すことを勧められた。これも，自分で知るのは恥ずかしい気持ちが大きく，抵抗感があった。しかし，過食が少ない日もあるはずなので，その日の過ごし方がわかれば参考になると言われて納得した。記録してみると，たしかに過食の金額の多い日と少ない日があった。多い日は，人と比較して劣等感をもつような出来事があって，過食後に過食を責める気持ちが強く出て，それがまた過食につながっていることがわかった。睡眠不足で，食事をコントロールする気力がない日も過食が多い傾向があった。

　主治医と相談して，1日3000円以内の過食は自分を責めないことにしたところ，過食が過食を呼ぶ悪循環は少なくなり，少し自信がついた。過食をしない日が2日続くと体調がよいことも実感した。就職までに過食をゼロにしたいと焦る気持ちもあるが，少しずつ減らすしかないかもしれない，今なら間に合うかもしれないと思っている。

　このように，神経性過食症の治療は，「過食を止めること」ではなく，「コントロール感をもつこと」を目標とし，症状を少しずつ減らしていくのが望ましい。神経性過食症は受診率が低い疾患だが，受診する人については，過食を止めたいという強い希望をもっていることが多い。このため，治療の流れをきちんと説明し，過食がすぐゼロにならなくても，治療をあきらめないようにすることが重要である。

　また，症状軽減が一過性でなく，安定した回復状態になるためには，背景の心理的問題にも取り組む必要がある。これも，症状に一日中振り回される状態から，ある程度コントロールできる状態になることで，取り組むことができるようになる。症状コントロールのために「生活の規則化」[9] [14]は重要であり，これは神経性過食症の認知行動療法の一部にもなっている。自力で生活リズムを戻せる人もいるが，治療者が援助するほうが効果的な場合も多い。抗うつ薬投与よりも，まず睡眠導入剤を処方して生活のリズムを整えたほうがよいケースもある。ここに症状モニターを宿題として定期的に診察を続ければ，海外のガイデッドセルフヘルプより少しレベルの高い治療になるだろう。

　自宅での食生活の規則化が困難な場合は，短期の入院治療で睡眠や食事のリズムをつけるという方法もある[16]。過食を避けることだけを目的とするのではなく，外来では経験できない栄養指導や作業療法など多職種による援助を体験し，外来でのガイデッドセルフヘルプを可能にする教育的な入院であれば，心理面にも改善がみられる[16]。

治療の連続性

　摂食障害の治療においては，治療中断が多いのが大きな問題である。中断したまま症状が悪化して緊急入院になり，いったん体重が増加して退院しても通院中断，症状悪化ということを繰り返す患者は少なくない。医療機関のなかには，このような事例の緊急対応ばかりで，摂食障害集中治療病棟のような状況になっているところもあるだろう。こうした病棟では，緊急対応患者が長期に入院し，他の患者が入院できないという問題も生じがちになる。

　入院は緊急ではなく，できるだけ計画的に行うほうがよいが，そのためには，たとえ診察頻度は低くても，治療を継続しておくことが望ましい。早期から本人が病状改善に意欲をもって参加できるような対応を行うことが継続した治療につながる。一方，退院から外来への移行など治療環境の変化の際に，治療から脱落しない働きかけを行う必要もある。

　海外の状況をみると，ヨーロッパには一般医（general practitioner：GP）制度がある国が多く，摂食障害専門病院はあっても，基本的な治療はGPが行っている。GPが対応できない重症患者は専門病院に紹介されるが，退院後はGPのケアに戻されることが多い。患者が自己判断で専門病院を受診することはなく，GPの紹介を基本とするので，GPは入院前の状況を知っている。したがって，退院後，GPの外来治療への移行は比較的スムーズである。しかしこのシステムがあっても，入院から外来への移行期にはかなり綿密な準備をしている。再発や地域での生活の困難が予測される患者には，英国ではcare programme approach[17][18]という，統合失調症など他の精神疾患への援助方法が適用される（第2章「事前指示」参照）。これにより，よい状態を維持するために何をすべきか，再発の徴候は何か，再発の徴候が出たときには誰がどのような対応をするかなどを話し合い，本人と家族の了承を得ておく。退院時ミーティングにはGPオフィスのスタッフも参加することが多い。

　日本では，海外には摂食障害病院が多数あり一般精神科医は摂食障害を診

ないのだろうと考えられている場合もあるようだが，そのようなことはなく，むしろプライマリケアレベルでの初期対応，退院後の社会復帰援助などが充実していることがわかる。NICEガイドラインには，摂食障害専門医療機関に紹介するときは，紹介先で治療が開始される日まではGPが治療の責任をもつと明記されている。この間に状況が悪化するケースが多かったことからの反省であろう。日本では，紹介元の医師が紹介状を書いた日から専門家のいる病院の初診まで何の援助もなく過ごしている場合も少なくないが，この時期は身体的にも動機づけにも極めて重要であり，対応の充実が望まれる。

おわりに

　摂食障害においても，他の疾患同様，早期の治療開始は極めて重要である。単に早期のほうが身体的ダメージが少ないというだけでなく，本人との協力関係がつくりやすいという意味も大きい。初診で本人と一度きちんとした治療関係ができていれば，たとえその後，入院を必要とする事態になっても，その治療関係に立ち返ることができる。一度も治療関係ができないまま緊急入院になった患者は，退院前に治療関係をつくる積極的努力をしなければ，治療中断と強制入院の繰り返しになるであろう。

　早期発見については，養護教諭が摂食障害に気づきやすい立場にあり，近年，発見は積極的になされる傾向にある。学校と医療の連携指針も完成し，今後は早期に発見された患者の受診が増加すると思われる。しかし，医師の側に病棟での栄養補給以外の治療経験がなく，「まだ重症ではない。もっと悪くなったら来るように」というような対応をすると，本人が受診を継続しないのは必至である。精神科プライマリケア段階における援助の充実が極めて重要だといえるだろう。

［文　献］
(1) 西園マーハ文「摂食障害における病識と治療」『精神神経学雑誌』119巻，903-910

頁，2017年

（2）　Vandereycken, W.: Denial of illness in anorexia nervosa-a conceptual review: part 1 diagnostic significance and assessment. *Eur Eat Disord Rev* 14: 341-351, 2006.

（3）　Vandereycken, W.: Denial of illness in anorexia nervosa-a conceptual review: part 2 different forms and meanings. *Eur Eat Disord Rev* 14: 352-368, 2006.

（4）　Vandereycken, W., van Humbeeck, I.: Denial and concealment of eating disorders: a retrospective survey. *Eur Eat Disord Rev* 16: 109-114, 2008.

（5）　Gull, W.W.: Anorexia nervosa（apepsia hysterica, anorexia hysterica）. *Trans Clin Soc London* 7: 22-28, 1874.

（6）　Gull, W.W.: Anorexia nervosa. *Lancet* 1: 516-517, 1888.

（7）　香川修徳「不食」『一本堂行餘醫言』巻之五，1788年

（8）　西園マーハ文「摂食障害の治療理念」『精神医学史研究』9巻，43-48頁，2005年

（9）　Fairburn, C.G.: *Cognitive behavior therapy and eating disorders.* Guilford Press, 2008.（切池信夫監訳『摂食障害の認知行動療法』医学書院，2010年）

（10）　National Institute for Health and Care Excellence（NICE）: Eating disorders: recognition and treatment. NICE guideline ［NG69］, 2017.（https://www.nice.org.uk/guidance/ng69）

（11）　西園マーハ文『摂食障害治療最前線―NICEガイドラインを実践に活かす』中山書店，2013年

（12）　Ainsworth, B.E., Haskell, W.L., Herrmann, S.D. et al.: 2011 compendium of physical activities: a second update of codes and MET values. *Med Sci Sports Exerc* 43: 1575-1581, 2011.（国立健康・栄養研究所「改訂版『身体活動のメッツ（METs）表』」2012年）（https://www.nibiohn.go.jp/files/2011mets.pdf）

（13）　西園マーハ文『摂食障害のセルフヘルプ援助―患者の力を生かすアプローチ』医学書院，2010年

（14）　鈴木眞理，西園マーハ文，小原千郷『摂食障害：見る読むクリニック―DVDとテキストでまなぶ』星和書店，2014年

（15）　西園マーハ文『過食症の症状コントロールワークブック』星和書店，2017年

（16）　西園マーハ文編，群馬会群馬病院摂食障害治療チーム『過食症短期入院治療プログラム―精神科のスキルを生かして摂食障害治療に取り組もう』星和書店，2017年

（17）　National Health Service: Care for people with mental health problems（Care Programme Approach）.（http://www.nhs.uk/Conditions/social-care-and-support-guide/Pages/care-programme-approach.aspx）

（18）　Royal College of Psychiatrists（http://www.rcpsych.ac.uk）

（19）摂食障害治療支援センター「学校と医療のより良い連携のための対応指針」
（https://www.edportal.jp/sp/material_01.html）

第9章

摂食障害の治療理念
歴史的変遷から考える

はじめに

　神経性やせ症や神経性過食症を代表とする摂食障害は，飽食の時代を象徴する現代病の代表のように考えられがちである。しかしながら，拒食や食事への嫌悪，過活動，るいそうなどの症状を示すいわゆる「中核的」な症例の報告は古くからみられる。シエナの聖カテリーナと呼ばれた14世紀の女性は，神経性やせ症だったであろうとする説がある。この時代は，食を断つという行為に宗教性をみるものが多く，拒食が医学の対象とは考えられていなかった。

　その後の時代には，何日も食べないことを見世物として行うものが現れた。見世物ケースについては，隠れた栄養補給が暴露されたりもしており，実際の栄養摂取がどの程度であったか，また神経性やせ症といえるものがどの程度いたかは不明であるが，患者がいたことは否定できない。

　19世紀になってから医学界での症例報告が相次ぎ，Gullによって，神経性やせ症（anorexia nervosa）という病名が提出された。Brumbergはこの流れを摂食障害の医学化（medicalization）と呼んだ。医学の時代に入ってからは，誰が最初に症例記述をしたか，また，ヒステリー性やせ症（anorexia hysterica）など別の病名との優劣はどうかといった議論も多い（第7章参照）。しかし，いつもこの議論の対象になる英国とフランスからの報告だけ

でなく，同時代には，イタリアや北米でも症例報告がなされている。精神医学史的には，この時代にこの疾患が珍しくなかったこと，そして疾患の医学化が確立していたことが重要だと思われる。日本の症例を見ると，18世紀の症例がすでに医学化の範疇にあることが特異であるが，世界的には，神経性やせ症の歴史のなかに医学化あるいは医療化以前の存在形式があったことが重要であろう。この疾患が奇跡や見世物であった時代の畏れや奇異のまなざしが，今，摂食障害に向けられる視線のなかにもしばしば見出されるからである。

　神経性やせ症が近代的疾患となってからすでに100年以上が経過しており，この疾患の解釈や栄養改善の方法にはその時々の治療理念や治療技術の変化が大きく影響してきた。一方，1970年代から，神経性過食症も増加している。拒食と過食という，食行動としては逆の現象が同一患者にみられることも稀でない。このため，症状レベルで対応する場合，一人の患者に対して治療方針が混乱することもある。また，神経性過食症の初期には必ずしも深刻な栄養障害を伴わないため，神経性やせ症の治療とは異なり，治療の方向性や緊急性の判断が医師によって一致しないことも多く，医療のなかでの位置づけはいささか不安定だといえるだろう。このような背景を踏まえ，本章では，摂食障害の治療理念の変遷をめぐるいくつかのテーマについて検討してみたい。

神経性やせ症の治療理念の変遷——「強制栄養」をめぐって

　神経性やせ症患者には，食の拒否と著しい低栄養がみられる。説得によって食事を再開するレベルであれば，通常，受診には至らない。したがって，受診した患者のほとんどについては，本人の意思に反していかに栄養状態を回復させるかが問題となる。

　19世紀の症例報告を見ると，英国でもフランスでも「家族以外の看護者に食事の世話をさせる」「食事回数を増やしたり，食事量を計量しながら摂取量を増やす」という方法がしばしばとられていたことがわかる。Gullは，

食事について本人の意向を尊重する方法も試したが効果がなかったこと，したがって，本人の意向は絶対に取り入れるべきでないという判断をもつに至ったことを述べている[8]。フランスの精神科医Marcéは，少しずつ段階的に治療を進めることが重要だが，他の方法で効果がなければ強制が必要な場合もあることを述べ，吸い呑みのような道具を強制的に口に入れられたことを契機に自分から食べるようになった症例などを記述している[9]（第7章参照）。GullとMarcéの治療態度には若干違いがあるが，強制栄養が，専門職がひと匙ずつ患者と格闘する「手仕事」だった点は共通している。この時代は，原因を探索して，発見した原因を取り除くという発想はなかったように思われる。現代の患者や家族は，「育て方が原因で発症した」という家族因説を信じている場合があり，低栄養時の強制栄養は，強制的に食べさせられる苦痛に加えて，気持ちの問題を無視されているという反発も買いやすい。19世紀には，目の前の低栄養を改善するという以外の治療目標は想定されていなかったようである。「原因」について，Gullは，「患者の自我の倒錯性が問題である[8]」と述べる一方で「胃を支配する神経が機能していないのが原因である[3]」とも述べるなど一定していないが，このように極端に異なった説明をしているのは，原因の理解が治療選択にはあまり影響しなかったためであろう。

　その後，鼻腔チューブや中心静脈栄養などが登場し，栄養補給はより効率的に行われるようになった。医学化がさらに進んだともいえるであろう。Marcéの治療記録には「食道ゾンデ」という言葉があり，これは今で言う鼻腔チューブだと思われるが，Marcéは，「他の方法を試してうまくいかなければ使用する」と述べている。しかし，チューブや中心静脈栄養というテクノロジーが病棟で簡単に使用できるものになると，「他の方法を試してうまくいかなかったら」というステップは省略され，「体重が〇kg以下だったらチューブ」というような使用法が広がりやすくなる。この処置は，高カロリーが体内に入ってくることだけでなく，チューブ挿入の操作そのものを屈辱的に感じ，抵抗を示す患者も多い。しかし，一度処置をしてしまえば，ひと匙ごとに専門家が格闘する負担はなくなる。強制栄養のテクノロジーの発達

により，栄養補給をする側の感覚とされる側の感覚のずれが，それ以前の時代より大きくなったといえるだろう。

　体重増加のための技法としては行動療法も知られている。これは，最初の低体重の時期には，患者をベッド上安静にして家族との面会も禁止とするなど行動の自由を制限し，その後，体重増加にしたがって少しずつ自由を回復していくものである。Gull らの時代には，患者は自宅や転地療法先などのプライベートなセッティングで治療されていた。気晴らしになるものを徹底的に排除し，面会も禁止するところから始める厳密な行動療法は，近代的病院施設でなくては実施しにくい。病院施設で実施する場合，個々の患者ごとに行動範囲を設定することもあるが，複数の患者が集まれば，どの患者にも一律に行動基準を設定する傾向が強まるだろう。このように，治療のセッティングも治療計画や患者の体験に影響を与える。

　英米のフェミニストのなかには，摂食障害を男性優位社会へのハンガーストライキと捉える考え方がある。[10] 20世紀初頭の婦人参政権論者たちが過激な抗議行動で逮捕され，刑務所でハンガーストライキを行った際に，強制的チューブ栄養が行われたという。[11] 神経性やせ症の食事拒否のイメージと婦人参政権論者のハンガーストライキのイメージとを重ねてみると，チューブ栄養などの手段は，たしかに人権を無視した強制的処置に思える。欧米では精神科の入院治療全般が可能な限り回避されたり期間が短縮されたりしているという事情もあって，チューブ栄養や中心静脈栄養はあまり頻繁には行われなくなっている。欧米では，強制栄養へのためらいのため，摂食障害に対するホスピスケアや安楽死を治療の選択肢にする議論が，全科の医師が読む医学誌上で行われたこともある[12][13]（第14章参照）。精神科医のなかには，安楽死など，摂食障害の病理に支配された心理をそのまま受容する選択にはむしろ反対の意見が多い。これらのケースを精神科医が見直すと，安楽死を望むようなうつ状態を改善するとか，主治医一人が治療を抱えるのではなく，チーム医療体制をとり，患者の悲観性が治療計画に決定的な影響を与えないようにするなどの工夫ができたと考えられる場合も少なくない。病理に基づいた患者の判断は治療に取り入れないとすれば，患者の側から見ると，意思に反

した治療を強制されたという体験がどうしても生じてしまう。これらの場合，精神科であれば医療保護入院という入院形式をとるなど，他の精神疾患でも行われる強制治療の手続きを用いることが可能である。摂食障害の患者は，自分の身体に対する判断は病的であるが，他の部分にとくに大きな判断力の問題はみられない。このような対象を小児科や内科などで治療するときに，必要な「強制栄養」をどのように位置づけ，実際に実施するのかは困難な課題である。

　一方，近年発展しているような，動機づけそのものを治療のテーマとする試みも重要である。(14) 低栄養状態を自分では問題視していない場合，問題だと認識はしていても改善方法がわからない場合，改善方法もわかっているが行動に移せない場合では，たとえ同じ体重の患者であっても，「強制栄養」を受ける際の主観的体験は異なるはずである。あと一歩というところまで治療動機が高まった段階で，十分話し合いをせずに「強制栄養」を行うと，患者の無力感を強め，治療動機を急激に低下させる可能性がある。治療動機を治療のテーマとして本人と治療者が話し合うというのは，精神医学の治療理念としては比較的新しいものと思われるが，摂食障害には重要な視点である。

神経性過食症の治療理念

　1970年代になって，神経性過食症が増加するようになった。この時代は，精神医学のパターナリズムが批判されたり，フェミニズムが台頭した時代でもあった。神経性やせ症の治療のなかで強制栄養や行動療法が批判されたこともあり，神経性過食症においても権威的な医療モデルは用いにくい状況にあった。病状としても，神経性過食症の初期は身体にはほとんど影響がないことも多く，医療のなかでいかに治療するかは医師によって見解が異なった。トラウマ論が盛んになり，過去の家族内の体験に原因を求める傾向も生じた。過食嘔吐という症状そのものが，人間関係のなかでの怒りや自己嫌悪などの陰性感情が引き金となって生じることも多いことから，症状の発生や解釈に心理学的な視点が重視されたといえるだろう。「医学化」に対応さ

せてあえて造語を用いれば，「心理学化（psychologization）」の時代といってもよいかもしれない。

　セルフヘルプ（自助）という概念が確立したのもこの時代である。セルフヘルプとは，本来は，患者個人が病状改善に取り組むことを指すはずだが，グループとしての活動が普及し，今では日本でもセルフヘルプというとグループの活動を指すことが多い。セルフヘルプグループが広まった背景の1つとしては，前節で述べたような権威的医療への反発がある。もう1つとして，神経性過食症が増えた当初，医療のなかに過食嘔吐症状に対して確立された治療法がなく，さまざまな心理的サポート法が模索されていたことが挙げられるだろう。欧米では，その後，認知行動療法が急速に洗練された。認知行動療法では，症状をみずから観察して記録するなど本人が治療を担う部分が大きく，本来の意味での「セルフヘルプ」的要素が強い。認知行動療法そのものは心理的治療であり，治療者が医師である必要はないが，海外では薬物療法や身体状態のチェックとあわせて医療のなかに組み入れられるようになっている。このように治療のなかにセルフヘルプ的要素が組み込まれると，医療とセルフヘルプは敵対するものではなくなる。また最近用いられるガイデッドセルフヘルプ[15]は，摂食障害に特異な治療理念ではなく，生活習慣病の治療理念に近いものである。糖尿病の治療が医師の採血と処方だけでは進展せず，患者本人が食事や運動量をモニターし，改善する努力が必要なのと同様である。神経性過食症においても，症状の程度，症状が出た状況などを自分でモニターするようなセルフヘルプが専門家の治療と連携されるのが理想的な治療モデルであろう。

　セルフヘルプには，「自分でできることは自分でする」という自立的な要素と，「専門家には頼らないほうがよい」という専門治療否定的な要素がある。セルフヘルプグループの活動のなかで，グループによっては後者の意味合いが強かったり，同じグループでも専門治療に対する拒否感が強い時期が生じることがある。専門治療への拒否感が強いと，過食を1つの生き方として，症状をあえて減らそうとせず，障害受容的に受け止める傾向が強くなり，症状を止めたいと考える新しいメンバーが入ると，治療目標に混乱をき

たすこともある。患者個人の本来のセルフヘルプと専門家の治療との連携がより洗練されれば，セルフヘルプグループと個人のセルフヘルプ，セルフヘルプグループの治療と専門家の治療の関係も変化するだろう。

　過食や嘔吐という行動を自分でコントロールするのは困難だが，他者が止めるのも困難である。閉鎖病棟に入院すればその間は症状が出にくいが，本人自身のコントロール力がついたわけではないので，退院した後は症状が戻ることも多い。神経性過食症に対しどのようなときに入院と判断するかは，今でも医師によって考え方が異なる。入院したとしても，過食嘔吐という行動に何も制限をつけないのか，全部禁止とするのか，何らかの限界設定をするのかなど，症状への対処法にはさまざまなものがある。アルコール等とは異なり，食べ物では「接触を断つ」ということは難しい。日々食べ物に接しながらコントロール力を回復するには，たとえば，入院して過食用の食品を回避する段階の後，限界設定を行いながら，世の中にあふれる食べ物に触れていくようなプロセスが必要である。入院を必要としない症例も多いが，この場合も何らかの形で限界設定を行いながらコントロール力をつけていく必要があるだろう。このテーマをめぐる技術は必ずしも専門職間でいまだ共有されておらず，さらなる洗練が求められる。

　神経性過食症の治療は，もちろん過食嘔吐のコントロールだけではない。気分の不安定性や，過食以外の衝動性への対応なども重要である。抗うつ薬によって過食嘔吐や気分変動の一部は軽減する場合も多いが，日本では薬物療法以外の援助技術がまだ確立していない。薬物療法以外に生活の援助や衝動コントロール力をつけるための援助をどのような理念で行っていくかについては，さらに検討が必要であろう。

長期経過の解明と治療理念

　精神疾患を治療するうえで，その疾患が短期間で軽快するのか，基本的に慢性的なものかという判断は，治療計画に大きく影響する。摂食障害は，長く「思春期やせ症」という通称で知られてきたとおり，思春期特有の疾患と

いうイメージが強かった。治療の難しさが強調される一方，「思春期のつまずき」が解決すれば病気は治るというイメージももたれていた。しかし，近年，長期の経過が明らかになり，慢性化もあること，また，10年くらい症状をもつケースも稀でないことが知られるようになった。米国では，思春期に神経性やせ症の治療のために入院を要した群を追跡し，治療開始後5年から10年の間に回復のスパートがあることを示した研究がある。最終的に回復するケースが多いのは喜ばしいことであるが，10代，20代の女性にとって，5〜10年を病気とともに過ごすことには大きな犠牲が伴う。職業選択等がうまくいかないまま30代，40代を迎える患者も稀でない。親子関係において，両親が患者に対して，まだ発症当時の年齢のように接している場合もある。また，10年間病気と過ごした後，病気の時代を振り返ると，社会との接点がほとんどなく，自分でもどのように時間を過ごしたか想起できない「空白の10年間」となってしまうこともしばしばある。このような長期経過の特徴を踏まえると，初診時からの治療理念として，症状の軽減はさることながら，社会生活を継続し，またライフサイクル上の課題を少し遅れながらもこなしていく自立への援助も重要な課題として考える必要があるだろう。

　最近は，摂食障害の回復途上，あるいは持続的な部分症状をもちながら妊娠・出産するケースも増えている。症例によっては，自分自身だけでなく子どもの空腹感や満腹感がよくわからず，哺育に支障をきたすことがある。また，自分の体重をグラム単位で支配するような感覚で，子どもの発育や行動を支配する場合もある。思春期やせ症時代に「食べさせられる側」だった患者が「食べさせる側」になるのは容易なプロセスではなく，このことについても新しい治療理念が必要であろう。

　Gullの時代に比べて，摂食障害の有病率は増加し，患者数でいえば「普通の病気」になった。しかし，「食を断つ」「身体を操作する」という行為に対して周囲の人々が抱く恐れや不可解感が薄らぐことはなく，「抗摂食障害薬」がない現在，医師の側の困惑と苦手感も和らぐことはない。将来，新たな治療薬が登場するなど，治療のあり方が劇的に変わる可能性には期待した

いが，今のところ，GullやMarcéらの手仕事的な態度を超える治療理念はないように思われる。

［文　献］

（1）Brumberg, J.J.: *Fasting girls: the emergence of anorexia nervosa as a modern disease.* Harvard University Press, 1988.

（2）Vandereycken, W., van Deth, R.: *From fasting saints to anorexic girls: the history of self-starvation.* Athlone Press, 1996.

（3）Gull, W.W.: Anorexia nervosa（apepsia hysterica, anorexia hysterica）. *Trans Clin Soc London* 7: 22-28, 1874.

（4）Vandereycken, W., van Deth, R.: Who was the first to describe anorexia nervosa: Gull or Lasègue? *Psychol Med* 19: 837-845, 1989.

（5）Vandereycken, W., van Deth, R.: A tribute to Lasègue's description of anorexia nervosa（1873）, with completion of its English translation. *Br J Psychiatry* 157: 902-908, 1990.

（6）Habermas, T.: Historical continuities and discontinuities between religious and medical interpretations of extreme fasting: the background to Giovanni Brugnoli's description of two cases of anorexia nervosa in 1875. *Hist Psychiatry* 3: 431-455, 1992.

（7）香川修徳『一本堂行餘醫言』巻之五，1788年

（8）Gull, W.W.: Anorexia nervosa. *Lancet* 1: 516-517, 1888.

（9）Marcé, L.V.: Note sur une forme de délire hypochondriaque consécutive aux dyspepsies et caractérisée principalement par le refus d'aliments. *Annales médico-psychologiques* 6: 15-28, 1860.

（10）Orbach, S.: *Hunger strike: the anorectic's struggle as a metaphor for our age.* W.W. Norton, 1986.（鈴木二郎，天野裕子，黒川由紀子他訳『拒食症—女たちの誇り高い抗議と苦悩』新曜社，1992年）

（11）Showalter, E.: *The female malady: women, madness and English culture, 1830-1980.* Virago, 1987.（山田晴子，薗田美和子訳『心を病む女たち—狂気と英国文化』朝日出版社，1990年）

（12）Russon, L., Alison, D.: Does palliative care have a role in treatment of anorexia nervosa? palliative care does not mean giving up. *BMJ* 317: 196-197, 1998.

（13）Williams, C.J., Pieri, L., Sims, A.: Does palliative care have a role in treatment of anorexia nervosa? We should strive to keep patients alive. *BMJ* 317: 195-196, 1998.

（14）Gowers, S.G., Smyth, B.: The impact of a motivational assessment interview on initial response to treatment in adolescent anorexia nervosa. *Eur Eat Disord Rev* 12: 87-93, 2004.

（15）Pritchard, B.J., Bergin, J.L., Wade, T.D.: A case series evaluation of guided self-help for bulimia nervosa using a cognitive manual. *Int J Eat Disord* 36: 144-156, 2004.

（16）西園マーハ文「摂食障害の中長期予後と死亡例」牛島定信，山内俊雄編『摂食障害・性障害』265-277頁，中山書店，2000年

（17）Strober, M., Freeman, R., Morrell, W.: The long-term course of severe anorexia nervosa in adolescents: survival analysis of recovery, relapse, and outcome predictors over 10-15 years in a prospective study. *Int J Eat Disord* 22: 339-360, 1997.

（18）西園マーハ文「育児中に見られる摂食障害」久保木富房，不安・抑うつ臨床研究会編『食べられないやめられない／摂食障害』99-112頁，日本評論社，2002年

治療の理念と実践

　教育系大学での精神医学の最初の授業で，病者を鎖から解放した人物として精神医学史上重要なフィリップ・ピネルを取り上げ，パリの病院で，女性患者が解放される場面を描いた有名な絵を見せた。ところが，パワーポイントで絵を示しても，学生はピンとこない様子である。「この女性はあまり嬉しそうな顔をしていない」「怯えているようにしか見えない」という声もあがった。これまでこの絵は理想的理念を示すものと思ってきたが，言われてみればたしかにそのようにも見える。そこで，学生と，この女性が何を思っているかを考えてみることにした。自分だけ鎖を切られると，見放されたと思って不安なのではないかという意見も出た。あまり長く病院にいると，「今日から自由」と言われてもどうしてよいかわからないのではないか，というインスティテューショナリズム（施設症）を読み取る意見も出た。これからどうやって生きていけばよいのか，娼婦になるしかないのでは，と述べた学生もいた。映画『レ・ミゼラブル』のフランス庶民の悲惨な生活を思えば当然の意見である。

　このようなアクティビティを通じて，精神疾患を「不可解なもの」として外から見るだけではなく，当事者本人はどのような体験をしているかについて考えてもらう授業をしているが，摂食障害の回では，1888年の*Lancet*に掲載された非常にやせた患者の挿絵を示した。神経性やせ症という言葉をつくったGullの論文の挿絵（写真からの作画）で，14歳女子の上半身裸の絵である。すると「何これ！」「不気味！」など，外見への衝撃の声が次々とあがった。「男か女かわからない」「年齢不詳」「これで自分のことを綺麗だと思っているならやっぱりメンタルに問題があるのではないか」というような意見が次々と出た。このような感想は，拒食症の患者を見たときに多くの人が感じることではないだろうか。患者の家族であっても，「怖い」「どう声をかけてよいかわからない」「自分のひと言で壊れてしまうんじゃないか」と感じることもある。この14歳の女子も「私は元気」と言ったという記録があるが，極端な低体重でありながら，「元気だから放っておいて」と言われると，無理やり病院に引っ張っていくのは躊躇する家族も多い。そうしているうちにどんどんやせは進む。

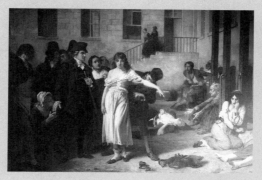

鎖からの解放（フルリ作）

　ではこのようなとき，本人はどのように感じているのか。学生たちは，「自分は病気じゃないのに何で医者が来て写真を撮ったり騒ぎになるのか。特別視しないでほしいと怒っていると思う」という意見と，「写真を撮られるってことは自分って特別？　すごく綺麗？　と喜んでいると思う」という２つの意見に分かれた。こういった「自分は人と違っていたいが違っていたくない」という相反する心理は，拒食症の２つの側面を表しているといえるだろう。そして，「きっとこの子は孤独」というところでは多くの学生の意見の一致を見た。これも現代の患者にも通じることである。

　ピネルの話に戻るが，学生から「先生，どっちがピネルさん？」という質問が出た。たしかに，白い服の女性から鎖を外そうとしている男性と，その横に立って外すことを命令している男性がいる。命令しているほうがピネルである。ピネルは優れた看護人と一緒に仕事をしていたそうなので，その人が描きこまれているのだろうが，あの時代には，理念を唱える人と手を動かす人は違ったのだということを学生の質問で実感した。Gullの報告でも，看護師が付きっきりで食事をとらせたと書かれているが，Gull自身が治療面で何をしたかは不明である。「食べなくてはいけません」くらいは言っていたのだろうか。考えてみれば，診察室で食事を食べさせるわけでもなく，診察室で過食嘔吐をする人もいないことからすれば，摂食障害は，「こうしなさい」という理念と実践とが乖離しやすい疾患だといえる。治療の場では，患者の生活の傍らにあって実際に「手を動かす人」である母親の意見を聞いたり，本人から家での生活の様子を聞くなど，できるだけ治療理念と実践の乖離がないことを目指したい。

第**10**章

摂食障害における病識と治療

はじめに

　摂食障害の治療において，病識は大きなテーマである。病識とは，自分の心身に，それまでとは異なった病理的な変化が起きているという認識である。摂食障害の場合は，体重の変化のみならず心理面や生活上の変化を伴い，周囲には病理が明らかである。また，本人にも病理が明らかなはずだと周囲が期待するような大きな変化がみられることが多い。しかし，それらの変化は自我親和的であり，病理的だという認識を患者本人がもつのは容易ではない。

　摂食障害においては，治療のテーマは心身両面の多岐にわたる。多面的に治療に取り組む必要性が理解されていない場合は，たとえ病名が認識されていても状況が好転しない難しさがある。とくに神経性やせ症では，患者が十分な病識をもって受診することは稀であり，治療者は，初診の段階から治療の難しさに直面することがしばしばである。一方，神経性過食症においては，以前にはなかった症状の存在を自覚しているという点では病識をもつ患者がほとんどだが，必ずしもこれが安定した治療関係にはつながらず，治療中断を招くことも多い。本章では，神経性やせ症と神経性過食症の病識について考えながら，治療上どのような対応が可能かについて検討したい。

神経性やせ症における病識

（1）神経性やせ症にみられる否認の現象

　神経性やせ症においては，病状の否認という現象がみられることは古くから知られており，このために，摂食障害患者には病識がないといわれがちである。否認は，ごく少量しか食べていないのにもかかわらず「ちゃんと食べています」と報告するような自己の行動に対する否認，また，衰弱しているにもかかわらず「元気です」と報告するような身体感覚の否認など，さまざまな領域に及ぶ。前者については，少量ながら食べてはいるので，「ちゃんと」という言葉の定義の違いといえなくもないだろう。後者については，元気だと言葉で主張しているだけではなく，体重が大幅に減少しながら長時間運動をしていることもあり，疲労など身体感覚の一種の解離，離人症状態があると考えざるを得ない場合が多い。摂食障害にみられる否認にはこのように，病状の過小評価や解離，離人症などさまざまな現象が含まれる。DSM-5では，以前の「否認」ではなく，「低体重の深刻さに対する認識の持続的欠如」という新しい表現になったが，これは，食べていないのに食べたと主張するような事実の単純な否認以外の現象も包含するためと思われる。

　病初期の否認現象に関して当事者を対象にしたVandereyckenらの後方視調査によれば，低栄養を放置した場合のリスクについて説明された際，「深刻に考えるほどではないと思った」「そんなリスクは自分にはないと思った」という回答がそれぞれ約3割にみられたという。診断基準に挙げられている症状であることを考えれば若干低い数字のようにも思われるが，リスクを説明するだけでは深刻さの認識に至らない患者が一定数いることは明らかである。

　一方，神経性やせ症の病識の問題としては，「少しでも食べると限りなく太ってしまう」「食べたものが永遠に身体に残る」などの考えが訂正不能な妄想の域に入る場合があり，この頻度は1〜3割であることが指摘されている。身体に関する誤った信念がある疾患には醜形恐怖症もあるが，DSM-5

では醜形恐怖症において病識についてのspecifier（特定項目）が設定されている。この項目では，信念が明らかに訂正不能で病識がないもの，中間の状態，病識があるものの３段階が想定されている。信念の確信の状態が中間のものがovervalued ideaと呼ばれることもあるが，この用語は日本では「支配観念」「優格観念」と訳され，意識のなかに占める割合が高い現象を指す。今後は定義の表現を検討することが必要であろう。神経性やせ症に多いのは後者であるが，訂正不能性についても，「自分では太りすぎだとしか思えないが，人から見るとやせているのはわかる」など中間的な確信もしばしばある。妄想性を，確信，とらわれ，苦痛，行動への影響の多軸で捉えると，神経性やせ症では，とらわれと苦痛は統合失調症よりも強かったとした報告もある。醜形恐怖症については，病識がない症例は全体的に症状の程度が強く，また希死念慮も強いことから，１つの軸上の３段階に分類することは意味があるとされている。神経性やせ症の場合は，妄想的な少数の症例を除く中間層の病識については，多軸的に捉えるほうが本人のニーズがわかり，治療に有用であろう。

（2）神経性やせ症と「操作」

　神経性やせ症の患者は，食行動以外には認知の問題がなく，むしろ知的には優れていることも多い。このため，食行動に限局した否認は，周囲には「わかっていて嘘をついている」「わざとやっている」と捉えられがちである。家族も，患者の「ちゃんと食べている」というような発言を「嘘つき」と捉えることが多く，スマートフォンで撮った食後の皿の写真を診察室で見せ，「これで食べたというのは嘘」などと言う家族も増えている。

　入院患者も，「神経性やせ症患者は，食べたと言って食べ物を隠すことがある」「下剤を持ち込むことがある」「体重測定前に水を飲むなど操作が多い」といわれやすく，これらのイメージが治療関係を不安定にさせがちである。操作がある場合は症状の否認も強く，このような患者は，症状が重い患者というよりは「問題患者」と見なされやすい。上記のVandereyckenらの調査によれば，体重測定直前に水を飲んだり，ポケットに重い物を入れるな

ど過去に体重操作をしたことがあると述べる患者は49.7%で、そのうち73.0%は当時から故意に操作しているという認識があった。[4]割合としては少ないが操作しない事例もあり、また操作をした事例でも、操作しているとは思っていなかった場合もあることになる。日本の臨床場面でも、「あの頃はついそうなってしまった」「夢中でやっていて操作しているとは思っていなかった」と後で聞かれることがある。本人に故意という意識があるときに、それを治療者が指摘する場合と指摘せずにいる場合でどう経過が変わるのか、また、本人には故意という意識が薄く「夢中で」やっているケースで、その場で「操作」を指摘する場合としない場合とでどのように病識が変わり、経過に影響するのかなどについてのデータはまだ乏しい。

　操作に気づいているにもかかわらず、治療者がそうした操作はないことにしてしまうと、何が真実かわからなくなって治療関係は破綻するが、一方で、「患者は意図的操作をする」という仮説を前提として抜き打ちの手荷物検査や体重測定を機械的に行うのは、治療にあまり役立たないように思われる。体重測定前に水を飲むなどの行動を抑制するには、行動を見張る以上に、体重計に乗る前に「今日は何kgと思うか?」と聞くほうが効果がある。予測値と実測値が違うと、理由を説明しなくてはいけなくなるからである。

　Vandereyckenらは、否認や操作は症状であり、そのような行動をとってしまう患者の心理を理解したうえでの直面化が重要であると述べている。[2][3][4]具体的な方法は詳述されていないが、日本の現場でもたとえば体重操作については、体重だけを退院目標にしないことをあらかじめ話し合っておくこと、体重測定の結果に本人がどのような感想をもったかを折にふれて聞くことなどはできるであろう。このような対応を続ければ、「自分で選んだ以外のものを食べると一気に体重が増えると思い込んでいたが、そうでもないことがわかった」というような感想が聞かれることもある。本人の声を聞くことは、本人のなかに病識を育てる第一歩といえる。また、「退院後の生活の計画を立てるためには、『これくらいの体重になれば白血球数が正常域に入る』といったデータが必要」など、身体の中身にも目を向けた説明を疾患教

育に活かすこともできる。ここまで説明すれば，体重の測定値が不正確では意味がないことを納得する場合が多い。さらに，「残さず食べたのに体重があまり増えなかったのはどうしてだろう」など，自分の身体と治療に興味を示すようになる。自分の状態に興味をもち，身体が自分のイメージ通りにはなかなか変化しないということに気づけば，病感や病識が育ちやすい。

　以下に示すのは，否認への直面化が病識をもつことにつながった事例である。神経性やせ症だが過食嘔吐があるタイプで，過食嘔吐に関する否認がみられたケースである。

[事　例] 20代女性　神経性やせ症過食・排出型

　教育熱心な両親に育てられた。父親の親族には学歴の高い人が多く，母親は，本人と同世代の従姉妹たちに比べて遅れをとらないよう，小学校受験をさせたが入学できなかった。中学受験で私立中学に入ったが，高校で勉強についていけなくなり，中退した。中退前，欠席が増えた頃から過食嘔吐の癖がついた。中退すればおさまることを期待していたが悪化する一方で，アルバイトにも行けない日が増えた。体調が悪く，近医を受診したところ，低カリウム血症と低血糖を指摘され，入院して根本的に治すことを勧められた。

　本人も両親も納得して入院。病棟で当初は嘔吐がみられたが，徐々に減少した。入院1ヵ月頃から病院食は全量摂取し，嘔吐も止まったと本人は話していた。しかし，いったん回復傾向だった体重やカリウム値が減り始めたため，治療チームは，どこかで排出行動をしているのではと疑念を抱いた。ある日の午後，勤務時間外の病棟スタッフが，病院の近くで，本人が自転車で疾走しているのを見かけたと報告した。開放病棟に任意で入院しており，体重も極端な低体重ではなく，かつ回復傾向にあったため，散歩は許可していたが，主治医は自転車での運動は想定していなかった。本人に面接したところ，最初は自転車などには乗っていない，別人だと否定した。しかし，スタッフの目撃情報をくわしく伝えると，自転車には乗ったが，やせるための運動ではなく，父方の叔母の家に行くためであったと話した。叔母はアルコール依存で精神科入院歴があり，「精神科入院はストレスがたまるから，食べ

吐きで発散したいならうちに来るように」と勧めて自転車を貸してくれたとのことであった。この一件をきっかけに，その場しのぎの対応を繰り返してきたこと，自分の問題をあいまいにしてきたことなどについて話し合えるようになった。叔母が，母親の育て方のせいで発症したと言っているのを聞き，治療者との話し合いを通じて，本人は自分が父方親族と母親の葛藤に巻き込まれていることにも気づいた。

　摂食障害患者の否認や操作には，本人が自分では抱えきれない病理がはっきりと示されることが多い。この事例のような場合，自転車に乗ったことを取り上げて「外出禁止」などの対応をとりがちだが，それのみでは治療者側からの規制と患者側の操作の悪循環に陥ることが多く，治療を前に進めることは難しい。必要な場合は外出禁止にするにしても，本人が病識をもてるような直面化が望まれる。

（3）病識と動機づけ

　神経性やせ症の領域では，精神病理的な病識の研究以上に，治療動機や治療抵抗性の研究が盛んである。[11][12][13]海外では，依存症などの治療に活用される動機づけ面接法[14]がしばしば使用されている。動機づけ面接法では「変化」がキーワードである。変化に対する両価性に注目し，行動を変えることの良い面（pros）と悪い面（cons）を検討しながら行動変容を促す。神経性やせ症の治療に動機づけ面接法を活用した英国のTreasureの教科書[15]には，患者の背中に魔物のような「拒食症（神経性やせ症）」が取り憑いたイラストが描かれている。そして，魔物が自分を支配していることに本人が気づき，それを振り落とすよう格闘するのが治療であることが示されている。

　依存症においても，アルコール使用などを「問題」と捉えるのが難しい患者は多いだろうが，神経性やせ症では依存症以上に，「拒食症的」というライフスタイルが自我親和的となり，魔物のようなものとして外在化するのは難しい場合が多い。食事の問題だけではなく，食事以外にも生活上の細かいルールをつくっていたり，人と接点をもてないなど，生活全般が病的ライフ

スタイルになっていることが多いからである。

　外在化するとは病識をもつということであるが，この魔物の姿を捉えるにはさまざまな工夫が必要である。その１つとして，Treasureは，第２章でも触れた手紙療法を提案している。これは一通は「拒食症」宛てに苦情の手紙を書くもので，「拒食症」のせいで入院となり，勉強が遅れた，というようなことが書かれることが多い。もう一通は「親愛なる拒食症様」宛ての手紙である。「あなたのおかげで，家族が自分に優しくなった」といったことが書かれれば，その患者は，疾病利得が自分で見えるようになっているといえる。拒食生活を変化させることに伴う良い面は苦情に書いた問題が減ること，悪い面は疾病利得を失うこと，ということになる。ここまで話が進めば，拒食症が改善しても家族は自分に目を向けてくれるのだろうか，そうなるにはどうしたらよいか，といったことが話し合えるだろう。

　神経性やせ症の動機づけについては，動機づけ面接法だけではなく，行動の変化には前熟考期，熟考期，行動期，維持期という段階があるとしたProchaskaらの理論なども用いて論じられている。これらの理論が最も当てはまるのは，拒食状態がライフスタイルとなった慢性例である。では，慢性化する前の発症早期の段階の患者に，病識をもたせたり，患者みずからが変化を望むことを促すことは可能だろうか。発症早期の「学校にはもっと細い子もいる。私はやせすぎではない」と主張するような患者が病識をもつのは容易ではない。しかし，病前との変化や，変化に対する違和感の自覚を促すことは十分可能である。たとえば，摂食障害に対する認知行動療法についての海外の教科書では，本人が困っていることを知るために「頭のなかの関心事」の円グラフを描いてもらうという方法が紹介されている。円グラフには，頭のなかで体重の心配が９割を占め，残りのわずかな部分に勉強や友だち関係の心配などが描かれることが多い。体重減少には困っていない患者も，ある時期から頭のなかがこのように支配観念でいっぱいになっていることには苦痛を感じている。また，ある時期から，家族への強制食べさせ行動が増えて喧嘩が絶えないことに悩んでいる場合もある。そのような行動はいつ頃からか，また，その頃の体重がどれくらいだったかと聞くと，比較的正

確に覚えていることが多い。支配観念に影響された現在との違いに焦点を当てれば，病気かもしれないという認識がもてるケースも少なくない。「異常な低体重なので治療が必要」と伝えるよりは，低栄養で思考力が影響される前の状態まで戻すことを促すほうが，変化への納得も得られやすい。

神経性過食症の病識と治療

神経性過食症は，神経性やせ症以上に受診率が低い疾患であり，有病者のうち受診するのは9人に1人という報告もある。上記の通り，受診に至る少[18]数者においては，過食と嘔吐という症状を問題だと思っていない患者はほとんどいない。

また，これらの患者には，過食症状以外の受診理由もあることが多い。たとえば，併存するうつ病症状のために仕事ができない，過食代が高額で経済的に困窮している，来月の就職までに症状をなくしたい，などである。このように，受診例については，受診理由を聞けば，変化を起こすことの良い面が本人からも語られるはずである。

受診していない多数の有病者の病識はどうだろうか。たとえば，未受診のまま出産し，子育て困難という理由があって初めて受診したケースに未受診時代の病識について問うと，「過食嘔吐には困っていて，病気かとも思ったが，結局自分の弱さが悪いので，治療というより，強い意志をもたなくてはと思っていた」「過食症だとは思ったが，生活には深刻な影響がなく，何とかなっていた」などの答えが返ってくることが多い。神経性過食症では，病識があることと受診行動とが結びつきにくいといえる。受診後も治療中断が多いので，下記のような，より総合的な病識へのアプローチが必要となる。

病因や治療イメージも含めた病識と治療動機

自分に問題があること，その問題の少なくとも一部は病気からくることを納得するのが病識であり，その改善のためには治療が必要だと理解して行動

するのが治療動機である。しかし，このような病識と治療動機だけで安定した治療ができるとは限らない。治療が安定するためには，病気の成因や治療経過のイメージについても，患者や家族と治療者の理解があまり乖離していないことが望ましい。たとえば，神経性やせ症の家族が「精神科医がカウンセリングをすれば普通に食べられるようになるはず」と思っている場合がある。このような患者にたとえば栄養補給のみが行われると，家族や患者の治療イメージとの隔たりが大きく，治療中断となりやすい。

　また，神経性過食症の受診例のなかには，早急に症状をゼロにしたいという希望が強い場合もある。「少しずつコントロールする」という治療方針は本人の期待に合わないことになる。また，「カウンセリングで治す」というイメージをもって来院し，カウンセリングについて「嫌な感情を吐き出す治療」と考えていると，一般的な精神科診察は期待外れとなって治療中断となる場合もあるので，治療に関する十分な説明が必要である。

　本人や家族の病気の成因に対する理解も治療経過に影響する。自分に摂食障害の症状があるという病識がきちんとあるケースでも，「家族のせいで病気になった」と思っていると，「家族は何も苦しまずに普通の暮らしをしていて，なぜ自分だけが膨大な時間をかけて治療を受けなくてはいけないのか」という思いから治療中断となることもある。また，保護者のほうが「本人の幼少期，自分が忙しすぎてかまってやれなかったせいで病気にしてしまった」といったストーリーをもち，その埋め合わせのために，母親が仕事を辞めたり過食の買い物に行ったりして症状を複雑化させているケースもある。摂食障害でも他の精神疾患同様，本人と家族への心理教育は欠かせない。

おわりに

　摂食障害の病識は，治療を考えるうえで非常に重要であるが，精神病理が身体の状態にも大きく影響を受けるためか，また思春期の一過性の問題と思われてきたためか，精神病圏の疾患のような詳細な精神病理学的検討がなさ

れてこなかった面がある。近年は，摂食障害の認知やメタ認知の問題[19]，それがどれくらい身体に起因するかという議論が盛んになっている[20][21]。横断的な研究では，妄想域に達する極端な病識の乏しさは必ずしも低栄養だけでは説明できないとされているが[8][10]，神経性やせ症の病識の問題が経過とともにどのように変化するのか，また栄養状態との関連については，今後明らかにされる必要があるだろう。臨床的には，病状が進んだ飢餓状態の患者よりも，発症間もない軽症域の患者のほうが対話の余地があることは多くの治療者が経験していることであろう。早期の段階で病識を育てる働きかけを行い，経過のなかでその効果を検証することが必要だと思われる。

　摂食障害の領域では，治療への動機づけを高める技法の実践が行われてきた[22]。とくに海外ではさまざまな技法が工夫されているが，そのエビデンスについては賛否両論がある[13]。今後は，病識を精神病理学的にも把握し，動機づけの実践法を対象によって修正する必要があるだろう。とくに発症初期の患者や，逆に慢性的に妄想域にある患者などでは，病識に働きかけるための工夫が求められる。病識を多軸的に捉える[9]というのは興味深い試みであり，臨床場面で活用されるべき方法だと思われる。

　どのような方法をとるにせよ，患者との対話を継続することが本人の気づきや治療動機を高めることにつながる。対話できる関係があれば，経過中にたとえ症状が悪化しても，これが病識をさらに深める場合もあるのは他の精神疾患と同様である。外来治療が継続せず，極端な飢餓状態になって救急入院となる事例もあるが，このようなケースは，危機状態を脱すれば病識のないまま退院となることも多い。治療早期の段階から病識について話題にし，また入院ケースについても退院前には病識を確認し，本人の気づきと治療意欲を高められるような働きかけを継続することが重要である。病識が育てば，たとえ途中で治療施設が変わっても治療を継続でき，また一方で，治療関係が継続することが病識を育てるともいえるだろう。

［文　献］

（1）Arbel, R., Latzer, Y., Koren, D.: Revisiting poor insight into illness in anorexia nervosa: true unawareness or conscious disagreement? *J Psychiatr Parct* 20: 85-93, 2014.

（2）Vandereycken, W.: Denial of illness in anorexia nervosa-a conceptual review: part 1 diagnostic significance and assessment. *Eur Eat Disord Rev* 14: 341-351, 2006.

（3）Vandereycken, W.: Denial of illness in anorexia nervosa-a conceptual review: part 2 different forms and meanings. *Eur Eat Disord Rev* 14: 352-368, 2006.

（4）Vandereycken, W., van Humbeeck, I.: Denial and concealment of eating disorders: a retrospective survey. *Eur Eat Disord Rev* 16: 109-114, 2008.

（5）Viglione, V., Muratori, F., Maestro, S. et al.: Denial of symptoms and psychopathology in adolescent anorexia nervosa. *Psychopathology* 39: 255-260, 2006.

（6）American Psychiatric Association: *Diagnostic and statistical manual of mental disorders. Fifth edition.* American Psychiatric Publishing, 2013.（日本精神神経学会日本語版用語監修, 髙橋三郎, 大野裕監訳『DSM-5精神疾患の診断・統計マニュアル』医学書院, 2014年）

（7）Hartmann, A.S., Thomas, J.J., Wilson, A.C. et al.: Insight impairment in body image disorders: delusionality and overvalued ideas in anorexia nervosa versus body dysmorphic disorder. *Psychiatry Res* 210: 1129-1135, 2013.

（8）Konstantakopoulos, G., Tchanturia, K., Surguladze, S.A. et al.: Insight in eating disorders: clinical and cognitive correlates. *Psychol Med* 41: 1951-1961, 2011.

（9）Mountjoy, R.L., Farhall, J.F., Rossell, S.L.: A phenomenological investigation of overvalued ideas and delusions in clinical and subclinical anorexia nervosa. *Psychiatry Res* 220: 507-512, 2014.

（10）Steinglass, J.E., Eisen, J.L., Attia, E. et al.: Is anorexia nervosa a delusional disorder? an assessment of eating beliefs in anorexia nervosa. *J Psychiatr Pract* 13: 65-71, 2007.

（11）Allen, K.L., Fursland, A., Raykos, B. et al.: Motivation-focused treatment for eating disorders: a sequential trial of enhanced cognitive behaviour therapy with and without preceding motivation-focused therapy. *Eur Eat Disord Rev* 20: 232-239, 2012.

（12）Geller, J.: Estimating readiness for change in anorexia nervosa: comparing clients, clinicians, and research assessors. *Int J Eat Disord* 31: 251-260, 2002.

（13）Knowles, L., Anokhina, A., Serpell, L.: Motivational interventions in the eating disorders: what is the evidence? *Int J Eat Disord* 46: 97-107, 2013.

（14）Miller, W.R., Rollnick, S.: *Motivational interviewing: preparing people for change. 2nd ed.* Guilford Press, 2002.（松島義博, 後藤恵訳『動機づけ面接法―基礎・実践編』星和書店, 2007年）

(15) Treasure, J.: *Anorexia nervosa: a survival guide for families, friends, and sufferers.* Psychology Press, 1997.（博田健三，北川信樹訳『拒食症サバイバルガイド─家族，援助者，そしてあなた自身のために』金剛出版，2000年）

(16) Prochaska, J.O., DiClemente, C.C., Norcross, J.C.: In search of how people change: applications to addictive behaviors. *Am Psychol* 47: 1102-1114, 1992.

(17) Waller, G., Cordery, H., Corstorphine, E. et al.: *Cognitive behavioral therapy for eating disorders: a comprehensive treatment guide.* Cambridge University Press, 2007.

(18) Hoek, H.W.: The distribution of eating disorders. In: Brownell, K.D., Fairburn, C.G.（eds.）: *Eating disorders and obesity.* pp.201-211, Guilford Press, 1995.

(19) Arbel, R., Koren, D., Klein, E. et al.: The neurocognitive basis of insight into illness in anorexia nervosa: a pilot metacognitive study. *Psychiatry Res* 209: 604-610, 2013.

(20) 西園マーハ文「摂食障害の認知機能障害」『臨床精神医学』42巻，1529-1534頁，2013年

(21) 西園マーハ文「摂食障害における病識」『精神科治療学』30巻，1327-1332頁，2015年

(22) Abbate-Daga, G., Amianto, F., Delsedime, N. et al.: Resistance to treatment in eating disorders: a critical challenge. *BMC Psychiatry* 13: 294, 2013.

第11章

外来治療における「小さな行動制限」の活用

はじめに

　摂食障害，とくに神経性やせ症の治療においては，治療者も家族も「いかにもっと食べさせるか」に目を向けがちである。この疾患は，食べずにやせることが大きな問題であり，食べれば解決することも多いので，この治療方針は当然のものといえる。しかし，食べる量を増やすよう言っても，小腸の吸収能力が落ちている時期には，体重を増やすのは容易ではない。食べるスピードも遅いことが多いので，体重増加に必要なカロリー摂取を行おうとすると，一日中食事をしていなくてはならなくなる。ある程度の治療動機をもっている事例においても，効果がみられるまでには長時間を要し，結局，入院してチューブ栄養などの方法をとらざるを得なくなることも多い。

　科学的に考えると，体重は，摂取エネルギーと消費エネルギーのバランスで決定されるので，食べる量を増やすだけでなく消費エネルギーを控えることで，体重増加は達成されるはずである。とくに，中学生や高校生は，通学や部活などでかなりのエネルギーを消費している。その消費を抑えることは，体重増加には非常に有用な方法である。

　しかし，外来治療のなかで，「行動制限」はあまりうまく活用されていないようである。これは，外来で「運動禁止」などと言っても，いつも治療者が監視しているわけにはいかず，入院での行動制限より実行が難しいという

のが１つの理由である。しかし，ピンポイントで小さな行動制限（以下，「小さな制限」）ならば，外来で実施できる場合も多い。この章では，制限によって本人が治療動機を失う結果になることなく，むしろ心理的にも治療を促進する方法について考えてみたい。

　なお，ここで述べる「行動制限」は，精神科入院患者について近年批判されているような，患者を長時間身体的に拘束する方法とは直接関係しない。また心療内科では，入院治療の１つの方法として「行動制限を用いた認知行動療法[1]」があり，これを略して行動制限療法といわれることもあるが，本章で検討するのは外来治療のなかでの制限のあり方である［注1］。より具体的にいえば，生活上みられる過活動の制限ということである。

外在化が行われず，病気の言い分を傾聴しがちという問題

　カンファレンスなどで中学校や高校の養護教諭から筆者が受ける相談のなかに，次のような内容のものがしばしばある。

　①「ある生徒が神経性やせ症の診断で精神科クリニックに通っている。かなりの低体重だが，運動部に所属して，練習や試合に出ている。運動を減らしたほうがよいのではと本人にアドバイスしても，本人は主治医に『高校最後の試合だから出させてほしい』『高校最後の合宿だから絶対参加したい』と訴え，主治医は許可している。主治医は本人に引きずられすぎではないか」

　②「ある運動部に所属する生徒が，それまで通っていた精神科クリニックはやめて，アスリート外来に通うようになった。主治医は婦人科医らしいが，何も行動制限がなく，本人は体育の授業にも出ているので心配である。学校生活上の注意事項を確認するため，本人と家族の了解をとってその医師に連絡したところ，『拒食症は心身症なので，本人のストレスになることはしてはいけない』『運動しないのがストレスならさせるべき』『アスリートで徐脈は普通』と言われたが，このままではいけない気がする」

　ここで挙げた二人の医師の対応は，もし養護教諭の記述通りの治療が行われているならば，適切とはいえない。しかし，「高校に入ってずっと部活を頑張ってきて，来週の合宿に行けないと頑張った意味がない。最後の合宿だから絶対行く！」と診察室で泣かれると，仕方がないと思う医師が多いのも了解できることである。こうした状況で，日頃は患者の低体重を心配している家族に「行かせてやってください」と懇願されて，治療者が戸惑う場面も少なくない。

　こうした場合，大きなイベントの直前になってこのような話題が出ているのはなぜかという，治療の見通しや治療計画の問題がある。また，医師や家族が「本人の気持ち」を傾聴しているつもりで，病気の症状に同調してしまっているという問題もある。

　見通しや計画については後述することとし，まず病気の症状への同調について考えてみたい。これには，「外在化」の概念が役に立つ。「外在化」とは，第2章で述べたように，病気イコール本人とは考えず，本来のその人に病気が取りついているようなイメージで考えることである。[2][3]外在化せずに制限すれば，本人の思いにストップをかけることになり，ストップをかける側に「権威的なひどいことをしている」「本人に寄り添わなくてはいけないのではないか」という思いが生じるのも無理はない。もし外在化ができていれば，「あなたに日頃からいろいろきついことを言ってくる『病気』が，また『休んではダメ』と言っているんだろうけど，あなたのなかでは，疲れを感じたり，このままでいいのか不安に思う部分もあるのでは？」ということを本人との間で共有できる。これができれば，「『病気』はいろいろ言ってくるかもしれないけど，少し休んでどうなるか見てみよう」というような提案もできる。ここで用いるのは，「病気」ではなく「拒食症」という言葉でもよい。海外では，病気を擬人化して名前をつけることも行われている。

　呼び方は何にせよ，「止めるのはひどい大人，止めないのが本人の理解者」という枠組みを見直すことが重要である。運動を止めないアスリート外来の情報が生徒間で共有されることもあるようである。止めない治療者のほうが病気の状態の当事者に好まれるのは必至である。摂食障害を治療するに

あたっては，行動を制限するということに対して，きちんとした治療理論と
本人との対話力をもって臨む必要がある。

外来で行動制限を試しにくいのはなぜか

　「行動を制限する」というと，まず思い浮かぶのは入院での行動療法であ
ろう。以前から行われてきた厳密な行動療法は，大幅な行動制限や面会制限
を伴う。人権上の配慮がなされ，治療計画が明確に示されたうえでの行動療
法は，体重を増やすには効果的である。

　しかし，この治療を受けるためには学校や仕事は休まざるを得ず，家庭生
活からも離れるので，これは「大きな制限」である。その前段階の外来治療
で，「小さな制限」を導入すれば，入院という「大きな制限」を避けられる
場合も多いはずである。しかし日本では，診察時間が短いなどの要因もあっ
て，外来では様子を見るだけになり，結局は入院という経過になることが非
常に多い。英国の小児の摂食障害ガイドラインであるJunior MARSIPAN [4]
は，外来受診をした神経性やせ症患者に対して「様子見は禁忌」としてい
る。外来治療においても，治療計画をもって「小さな制限」をしたり，家で
実施する課題，宿題を出したりしながら，その結果を検討するアクティブな
治療が重要となる。どのような制限が治療的であるかは，本人の生活状況を
詳細に聴き取らなくてはわからない。漠然とした「運動禁止」では実行が難
しい。また，厳しい制限でいったんスタートしながら，その後本人が希望す
るままに制限を弱めたり強めたりと一貫性がないのも治療が破綻するきっか
けとなる。外来治療のなかで，本人が実行可能な「小さな制限」はどのよう
なものか，対話を通して模索することが重要である。

　［事　例］高校２年生女子　神経性やせ症
　学校の定期健診で，前年より体重がかなり減っていることを指摘されて受
診を始めた。運動制限と食事の増加，また家族との関係改善等により体重は
回復傾向にあったが，徐脈が続いていた。秋に運動会があることについて，

145

数ヵ月前から話題になっており，回復が十分でなければ参加は難しいと伝えていた。運動会が近づいた頃，体重はかなり回復していたが，徐脈傾向は変わらなかった。このため，「他の種目はよいが，全力で走る『部活対抗リレー』は参加不可」と伝えた。本人は，「去年，他の人はすごく練習していたのに自分は練習しなかったせいで，部のみんなに期待されたのにビリになった。みんなの目が痛かった。今年はしっかり練習してリベンジしたいから絶対出る！」と主張した。家族の話では，前年の運動会の段階で体重が減り始めており，もともと足が速い本人には考えられない遅さだったとのことであった。「みんなが速かったのではなくあなたが遅かったのでは？」という問いかけに，しばらくは否定していたが，最終的には「そうかもしれない」「これから練習しても速くはなれないかも」と認めた。

　上記の事例では，人より足が遅いことは認識しているがその解釈が歪んでいる，典型的な「否認」の現象がみられる。しかし，「今年こそ練習して頑張る」というようなセリフは，学校という環境ではあまり違和感なく受け入れられがちである。「リレー禁止」は，登校禁止や運動全般の禁止に比較すれば「小さな制限」のはずだが，本人には非常に大きな制限だと感じられやすい。しかし，「リレーは参加不可」という行動の制限により，自分の置かれた状況を振り返ることができた。行動制限なしにこのような洞察が得られる事例もあり，そのほうがより望ましいが，制限をするのであれば，心理的な変化も目指すとよいだろう。このような作業を行うためにも，それまでにある程度の信頼関係をつくっておく必要がある。

　外来治療のなかでは行動を制限しきれないと思われることが多いが，「リレーは不可」のようなピンポイントの制限は可能である。家庭生活や学校生活における制限なので，入院時の行動療法以上に，自分の生活を振り返るきっかけになり得る。もちろん，身体が危機的な状況ではこのような対応はできない。他の疾患と同じく，早期に病状を発見して治療を開始することが重要である。受診したケースについては，受身的に「様子見」だけをするのではなく，本人の生活状況を把握して，あまり大きな負担とならず実行可能な

表11-1　生活の中のエネルギーの消耗の例（文献5）

Mets	個別活動
4.0	自転車に乗る：16.1㎞／時未満，レジャー，通勤，娯楽
6.8	自転車に乗る：通勤，自分で選んだペースで
14.0	自転車に乗る：山道，上り坂，きつい労力

制限を考える必要がある。また，本人と家族は制限の意味を理解していても，部活指導者が「休んではダメ」と言って本人が混乱したり，部活指導者の言う通りにしてしまうような場合も多い。学校，部活関係者など，関係する人々が制限の意味を理解しておくことが重要である。このためには，学校であれば養護教諭などがキーパーソンとなり，情報整理をするのが望ましい。外来で「小さな制限」がうまくいくかどうかは，このように関係者が協力し合えるかどうかにかかっていると言ってもいいだろう。

　どの程度の運動制限でエネルギーが温存できるかは，表11-1[5]などが参考になる。Metsとは，安静時の何倍のエネルギーを消費するかという数値だが，運動による消費カロリーは，

　消費カロリー＝体重kg×Mets×運動時間×1.05

という式で計算される。

　体重が減り始めた40kgの高校生が，30分間（0.5時間），表11-1の「通勤ペース」で自転車に乗った場合，この運動は6.8Mets程度なので，消費カロリーは

　$40 \times 6.8 \times 0.5 \times 1.05 = 142.8$kcal

となる。往復の通学では，この2倍で約300kcalが失われていることにな

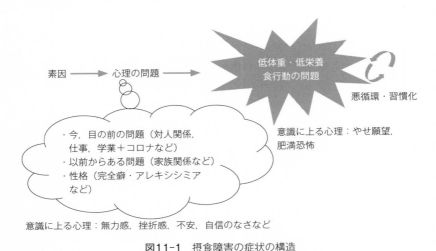

図11-1　摂食障害の症状の構造

る。これをバス通学などに変えればかなりの効果が期待できることがわかる
だろう。

制限に関する理論

　図11-1は，第3章でも示した摂食障害の症状の構造である。この図に示
すように，摂食障害の低体重や拒食，過食嘔吐といった食行動の問題の背後
にはさまざまな心理的問題がある。しかし，嘔吐による低血糖が過食を招く
といった身体的なメカニズムのために，過食嘔吐が習慣化して自動的に続
き，背景にある心理は忘れられていることがある。「過食嘔吐をしていると
いろいろ考えなくてすむ」とはっきり述べる人もいる。過食嘔吐だけでなく
拒食も，食事摂取が減ると，小腸の吸収能力が低下し，低栄養が加速すると
いう悪循環がある。低体重になると過活動になりがちだが，運動過多のため
に体重が減り，これがまた過活動を生むという悪循環もある。
　「小さな制限」により，過活動を減らしたり嘔吐をしない時間をつくる
と，一時的には不安が強まる。これは症状の構造を見れば明らかで，食行動

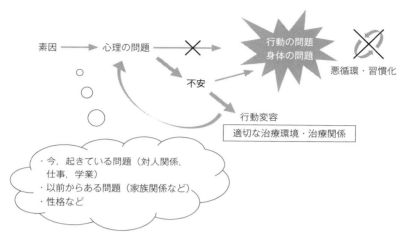

図11-2　行動制限による症状の構造の変化

で発散してしまっている不安が発散できない状態となるからである。制限当初は「運動をしないと太ってしまう」といった不安が意識化されやすいが，徐々に本人が抱えている学校での適応の問題や自分の価値をめぐる話も出てくることが多い。上記の事例であれば，足が速いこと以外に自分に価値があるのか，部活のなかで自分のポジションは何なのかなどが語られるだろう。もう少し話が進めば，家族の問題なども出てくる可能性がある。

　食行動で発散することで不安を感じにくくなっている状態から，行動制限で不安が一時的に強まった状態となれば，治療上は前に進んだといえる（図11-2）。「小さな制限」は，単に過活動をやめる，過食をやめるという意味ではなく，このように心理的治療を可能にするために必要になる。一般には，不安を和らげるのが治療と思われがちだが，治療のなかでは一時的に不安が強まるプロセスも必要な場合がある。もちろん，病的行動に支配された過活動や過食嘔吐を制限することは，治療の方法としては意味のあることだが，その場の本人の感覚としては運動を制限されることなどは耐え難いことも多く，治療の意味をよく話し合う必要がある。外来における「小さな制限」は，たとえば，上記の事例のように，運動会の種目を選ぶ，部活を週2

日休む，体育の授業でもマラソンや水泳は休むといった範囲のもので，低栄養や徐脈がみられる患者では医療的に必要なものである。「制限」という言葉で，身体拘束や通信制限など，精神科で問題となっている手段と同じものだと考えないよう家族にも説明が必要である。

　「運動をやめるように」という指示は「行動制限」と見るのが一般的だが，発想を変えて，「5分間休んでみることを試す」「10分間動き回らずに過ごす実験をする」というように提示することもできる。行動療法には「行動実験」という技法がある。不安に思うことをやってみる際，「実験」として準備を整えて実施するものである。行動実験は，系統的脱感作〔注2〕的に，不安が少ないものから少しずつレベルを上げていく形が導入しやすいだろう。食後に体重増加の恐怖から動き回ってしまうケースには，上記の通り，まず5分間の安静を促し，その体験の感想を聞く。次の週には6分間の安静，その次は7分間の安静というように，焦らずに少しずつ増やしていく。仮に5分から始めて，1週間ごとに1分ずつ3食後の安静時間を増やすとすると，計算上は，1年後には食後に1時間静かに過ごせるようになる。実際には，「1分ずつ増やすのは面倒なので，10分の次は15分でいい」など自分から前に進める当事者も多い。このような治療の進め方をbaby stepと述べる専門家もいる。歩き始めの赤ちゃんは前には歩けるが，後ろには歩けない。どんなに小さな歩みでも，前に進めていくのが大事だという意味が込められた言葉のように思われる。

　「ドクターストップ」という言葉があるように，「禁止」「制限」となると医師の仕事であるが，行動療法としての「行動実験」ならば心理職の領域である。身体の状態からどの程度の制限が必要かについては医師との連携で相談するにしても，安静の練習などは心理職の指導で実施できるだろう。

　「小さな制限」をするのは，病状を否認している本人の前に鏡を置くような効果があるといえる。行動で発散して自分では見えなくなっている不安に向き合うには，行動を少し抑制する必要があるが，早い段階で実施すれば，入院など，本人の生活を劇的に変えるような大きな制限ではなく，「小さな制限」の範囲で経過を見ることができる。

　部活を休む日をつくる，体育は種目によっては見学とする，自転車通学でなくバス通学にするといった行動制限は，周囲の人々や治療者には，治療上必要な「小さな制限」だが，当事者にとっては大きなストレスとなる。状況によっては，治療を中断したり，人が見ていないところで運動するなどの問題行動を誘発してしまう。「小さな制限」を行う場合は，本人に対して，制限は「運動を止める」「過食や嘔吐を止める」ことだけが目的ではなく，症状で発散してしまっている不安に向き合うための方法であることをよく説明し，不安をしっかり聴き取る必要がある。

見通し・計画性

　制限がトラウマにならないために，あらかじめ，向こう半年から1年くらいの間にどのような行事やライフイベントがあるかを聴き取っておく。外来治療の場合，本人の協力が得られれば，1ヵ月に1kgずつ程度体重を増加させることは可能である［注3］。秋に運動会があることを春のうちに話題にしていれば，半年で体重を4〜5kg増やして運動会に出ることを目標にできる。具体的に話し合っているうちに，運動会に出たい出たいと言っていたが，本当はそこまで思い入れはないことがわかって目標が変わるというような場合もしばしばある。事前の話し合いがなければ，「来週，運動会があるから出たい」となり，ここで禁止すれば，この禁止に反応して「出たい」という話に終始してしまいがちである。つまり，見通しをもって治療をすれば治療目標になる行事も，直前に話題になると治療関係の悪化につながってしまう。

　安静時間を増やすbaby stepについて先に述べたが，baby stepは，数日では変化が見えない。しかし着実に継続できれば，半年，1年先には大きな変化になっている。「半年先はこういうことができるようになっているはず」という見通しを示すことは治療への動機づけに有用であり，このような見通しができれば，自分からペースを上げられる場合もある。見通しをもったbaby step治療の例としてたとえば次のようなものがある。

　すぐ嘔吐しなければ強い胃部不快感が生じるほどの過食を繰り返し，生活が破綻しているようなケースでは，過食の後，吐くまでに5分あるいは10分置くという行動を試すことができる。これはかなり苦しい体験となり，その結果，過食量を若干減らせることが多い。週ごとに，11分，12分と嘔吐までの間隔を長くすれば，過食量は少しずつ減少する。単純計算では，半年後には過食の後，30分くらい保持できる量しか摂取しないという状態になる。このことを伝えてスタートするが，通常は半年に至る前に，少しコントロール感をもつことができ，過食の背景の心理なども考えられるようになる。何らかの行動変容を体験した後であれば，もし30分置くのは時間の無駄だと思えば，「最低20分は置く，その間，今日はなぜ過食したか考えることにする」などの応用が可能である。過食の後，嘔吐をすることで，過食を「なかったこと」にはできず，また嘔吐には体力の消耗やカリウム減少などの影響があることを知るきっかけにもなる。

　このような治療を行っても，病状が改善しないことはあり，入院という「大きな制限」を行わなくてはいけないことも多い。身体の状態が悪いときは，外来治療をあまり引き延ばさず入院にしたほうがよいが，入院以前に行動制限やこれによる行動変容を試みた経験があれば，入院への移行や退院後の外来治療への移行はスムーズになる。入院前の行動制限のタイミングが遅すぎたり量が不十分だったことを理解して，再発の際には少し早めに対応ができるだろう。このためにも，外来治療は早期に開始し，様子見だけではない，治療者と当事者が知恵を出し合う治療を心がけたい。

　［注1］「行動制限を用いた認知行動療法」[1]は，九州大学心療内科で開発された入院治療の方法である。入院行動療法では体重が増加するが，これとともに明らかになる心理的な問題に直面化することを促すものである。体重の背景の心理に注目するという面ではここで述べた治療と類似の考え方であるが，本章で述べた「小さな制限」は，外来で，生活のなかで実践することを基本としている。

　［注2］系統的脱感作とは，恐怖症などに用いられる行動療法の技法である。「感作（かんさ）」とは，もとはアレルギー学の言葉で，アレルギー反応が確立してしまうことを言い，それを解除するのが「脱感作」である。系統的脱感作とは，たとえば高所恐怖であれ

ば，その人にとって恐怖の程度が少ない「２階の窓から下を見ることを頭で思い浮かべる」を10点，「実際に屋上に行って下を見る」を90点とするなどのランキングを考え，恐怖のランキングが低いものから順に克服していく方法である。逆に，最も恐怖の強いものに最初から対峙する方法を曝露法（エクスポージャー）と呼ぶ。系統的脱感作でも，行動実験でも，苦手な状況に曝されるという要素はあるが，軽いものから克服し，徐々にレベルを上げていくというのが特徴である。

　［注３］体重を１kg増加させるには，6000〜7000kcalの追加のエネルギー摂取が必要である。神経性やせ症患者は小腸の吸収能力が落ちていることが多いが，もし300kcal毎日追加できれば，１ヵ月の追加分はこの量に達し，体重が１kg増加する計算になる。「ひと口食べても太る」と思っている患者には，「１kg増やすのは意外と大変」と感じられる数字である。もちろん，食べるだけでなく，ここで述べた運動を制限することによる増加分を含めて300kcalでよい。もし発症早期に受診して１ヵ月に１kg体重が増やせれば，ほとんどの患者は入院を避けられることになる。

［文　献］

（1）瀧井正人「心療内科での治療」西園マーハ文編『専門医のための精神科臨床リュミエール　摂食障害の治療』163-174頁，中山書店，2010年

（2）西園マーハ文，小原千郷，鈴木眞理「子どもの摂食障害の理解と治療」『小児看護』43巻，41-45頁，2020年

（3）西園マーハ文「解説３　摂食障害の治療」『対人援助職のための精神医学講座―グループディスカッションで学ぶ』132-135頁，誠信書房，2020年

（4）Royal College of Psychiatrists: Junior MARSIPAN: Management of really sick patients under 18 with anorexia nervosa. 2012.（https://www.rcpsych.ac.uk/docs/default-source/improving-care/better-mh-policy/college-reports/college-report-cr168.pdf?sfvrsn=e38d0c3b_2,2012.）

（5）Ainsworth, B.E., Haskell, W.L., Herrmann, S.D. et al.: 2011 compendium of physical activities: a second update of codes and MET values. *Med Sci Sports Exerc* 43: 1575-1581, 2011.（国立健康・栄養研究所「改訂版『身体活動のメッツ（METs）表』」2012年）（http://www.nibiohn.go.jp/files/2011mets.pdf）

（6）Bennett-Levy, J., Butler, G., Fennell, M. et al.（eds.）: *Oxford guide to behavioural experiments in cognitive therapy.* Oxford University Press, 2004.

（7）西園マーハ文「摂食障害と認知行動療法，ガイデッドセルフヘルプ―baby stepで行きづらさを乗り越える」『こころの科学』209号，47-51頁，2020年

コラム⑥
学校と医療の連携対応指針

　摂食障害では，早期発見と早期の治療開始が重要であることはよく知られている。早期発見はどのような疾患でも重要であるが，摂食障害においては，病理の進展を抑えられる薬物があるわけではなく，基本的には栄養の改善と心理的な援助を地道に行っていくことになる。病前より体重が5kg減少した段階から治療を始めるのと，15kg減少した段階でやっと治療を始めるのとでは，治療に要する時間が異なるのは明らかである。

　日本では，小学校から大学まで，年に一度は定期健康診断が実施されており，身長や体重のデータが記録される。以前から，前年に比べて体重が減少している生徒に対する養護教諭からの受診勧奨は行われていたが，このような取り組みをどの学校でもエビデンスに基づいて実施できるようにするため，「エキスパートコンセンサスによる摂食障害に関する学校と医療のより良い連携のための対応指針」が作成された。これは，平成26〜28年度厚生労働科学研究費補助金（障害者政策総合研究事業〔精神障害分野〕）「摂食障害の診療体制整備に関する研究」の成果物である。

　対応指針の作成にあたっては，まず，早期発見や受診勧奨の仕方，また，すでに治療中の生徒にどのような対応が必要になるかといったことについてクリニカルクエスチョンをつくり，それに対して，医師（心療内科医，精神科医，小児科医，内科医，婦人科医），心理職，養護教諭，看護職等の専門家から自由な回答を募った。その後，回答を集計して，多肢選択の質問を作成し，再度専門家からの回答を得た。

　この結果に基づいて，対応指針では，エキスパートの70％が勧める対応，50％が勧める対応等を示している。また，「他の生徒より密に経過を見る段階」「学級担任・部活動顧問（指導者等）と見守り体制をつくる段階」「保護者に連絡する段階」「学校医に連絡や相談をする，本人や保護者に受診を勧めるなど医療につなげるための行動をとる段階」「受診を強く勧める段階」「緊急な対応が必要な段階」といった複数の段階を示し，これらの行動をとるべきなのはどのような場合かを解説している。さらに，治療中の生徒への対応等につい

ても情報を提供している。摂食障害の症状には，周囲が発見しやすいものとそうでないものがあり，身体的重症度もさまざまであるため，症状を多角的に理解するためのレーダーチャートも掲載している。

　神経性やせ症の発症が疑われる生徒で，最初から受診をみずから希望する者は少ない。家族も病状に気づいていなかったり，気づいていてもかかわることに積極的でない場合が多い。この対応指針を活用している学校では，本人や家族に対して，養護教諭が「この状態では一度受診したほうがよいと，厚労省のマニュアルでも勧めている」と示すことができている。学校での発見は，定期健診だけではなく，修学旅行に参加してよいか，運動会に参加できるかの話し合いなど，チャンスは多い。発見された場合は，スクールカウンセラーや校医との連携で，地域の医療機関に受診を勧めることが望まれる。それぞれの学校の周辺の地域で，摂食障害について相談できる医療機関を探しておくとよいだろう。

　対応指針は，摂食障害全国支援センターポータルサイトの「専門職のための参考資料」のページ（http://www.edportal.jp/pro/）に，小学校版，中学校版，高校版，大学版が掲載されている。

第**12**章

摂食障害の治療における家族の役割

はじめに

　摂食障害の病理や治療を論じるとき，現在では，「家族」は非常に重要な
テーマとして取り上げられることが多い。しかし歴史を振り返ると，家族の
問題があまり重視されなかった時代もある。この違いの一部は，摂食障害の
病理や患者の年齢層が変わってきたために家族の役割も変わってきたとい
う，疾患側の要因に起因する。一方で，精神疾患の成因の解釈や治療法の選
択においてどのような考え方が好まれるかといった，疾患や治療を受け止め
る側の変化に起因する部分もある。歴史の流れのなかで，現在は，摂食障害
の原因についても治療についても家族の役割を重く捉える方向に傾いてい
る。本章では，家族の位置づけを少し客観的に見直すために，歴史をたどり
ながら検討してみたい。

摂食障害の歴史と家族の役割の変遷

（1）家族の関与を避け，看護師の役割を重視した時代

　摂食障害は近年急増した現代病として紹介されることが多いが，実際には
古くから症例報告がある。本書で何度か触れているように，さかのぼれば，
中世ヨーロッパで「食を断った聖女」といわれた女性は摂食障害であったと

いう説もある。⁽¹⁾一方，近代医学のなかでも，19世紀半ば以降，数多くの症例報告がみられる。anorexia nervosaという病名をつくったGullは，患者の治療前と治療後の図版を添付した症例報告をいくつか残している。⁽²⁾Gullは，病因の議論のなかで本人の性格や胃を支配する神経の異常に言及しているが，家族についてはほとんど触れていない。他方，治療においては，家族が患者の食事の世話にかかわると改善しにくいことを示唆している。Gullの治療の中心は看護師による看護であり，患者の食の好みや要求は断固退ける必要があること，看護師を雇い入れて食の世話をさせることを勧めている。

　またフランスのMarcéは，Gullより早く摂食障害の病理の解説と症例の記述をしている⁽³⁾（第7章参照）。Marcéの論文でも，発症前の家族関係はあまり重視されていない。治療においては，Gull同様，家族に世話を任せると食生活が乱れることを指摘し，家族のもとに帰ったために気まぐれな食生活に戻ってしまった症例の経過などが紹介されている。これらの症例報告では，家族が経過に悪影響を及ぼす面が強調されていることがわかる。興味深いのは，よりよい対応を家族に指導するというような発想はなく，家庭で看護師を雇って看護させたり，転地して看護師をつけるという手段がとられていることである。このような対応は，家族の態度が変えられるものとは考えられていなかったためなのか，他の疾患についても看護師をつけて看護させることがしばしば行われる手段だったためなのかは明らかでない。いずれにせよ，家族の影響は知られていながら，治療のなかで家族があまり大きな役割をもたないというのは，現在の治療観とはやや異なっている。

　その後も，神経性やせ症の治療は，医師や看護師の手によって栄養を回復することが中心で，家族への介入が治療の中心になったことはほとんどなかった。

（2）家族療法の登場

　1970年になると，家族を治療単位とする家族療法が現れた。これは神経性やせ症の増加が話題になった時期と重なり，米国のMinuchin⁽⁴⁾ら，イタリアのPalazzoli⁽⁵⁾などの家族療法家が神経性やせ症の患者とその家族の治療を

行って注目を集めた。Dareらは，ある治療技法が発展する際，1つの疾患が中心的な素材となって治療技法の性質を決めていくが，精神分析ではヒステリー，行動療法では恐怖症がこのような「治療のパラダイム」を提供したように，家族療法では摂食障害が治療のパラダイムを提供したと述べている。[6]

　この時代の家族療法に特徴的なのは，患者個人に病理があるのではなく，家族の構造，家族の関係，家族のコミュニケーションに問題があり，その反映として個人に症状が出ていること，したがって治療は家族全体に行うという視点である。とくに，「家族間境界のあいまいさ」や「纏綿状態」と表現されるような家族関係が注目された。「あいまいな家族間境界」の典型的な例は，夫婦よりも母子の距離が近く，夫婦がお互いの意向を子どもに確認させたり，母親が夫に対する不満を子どもに言ったりする関係が固定化し，子どもが自分の感覚を育てにくい構造ができてしまう，といったものである。「纏綿状態」とは，第1章でも述べたように，相手がこう思うだろうという予測に基づいて行動してしまい，相手もそれに合わせざるを得ないような人間関係である。この状況では本人は自分の気持ちを殺して食べるか，食を拒絶するかになりやすい。

　この時代の家族療法が目指した行動変容の技法は，それまでの精神医学にはみられなかったものであり，効果があった場合は劇的な印象を与えた。その技法のなかには，逆説的な方法が多用されたり，家族の様子をワンウェイミラーを通して治療者チームが「観察」する手法が使用されたりした。逆説的方法とは，たとえば，「お嬢さんはもう治らないでしょう」と告げることにより，それまで患者の拒食に激しい攻撃性を向けていた家族の行動が穏やかになり，それがその後の治療によい影響を与えるといったものである。このような技法は，家族と治療者の間に信頼関係があれば効果を上げるが，ケースによっては，家族は治療者に一方的に操作されているような感覚を抱くこともあり，また，治療者の指示がない場での自立的な問題解決技術は向上しにくい場合もあった。

（3）過去のトラウマや成育歴への注目

　80年代の後半から，実証的な研究の方法論が発達するなかで，治療についても研究が進んだ。Russellらは，家族療法と個人療法の効果の比較を行い，18歳以下の場合は家族療法のほうが効果があるが，それ以上の年齢では個人療法のほうがよいという報告をしている[7]。このように客観的な研究の方法論が洗練されていくと，強力な治療者のもとで治った人の体験だけが治療を代表することはなくなっていった。1990年以降の治療効果研究によると，家族との同席面接でなく両親が患者とは別に面接を受ける方法でも，同席と同等の効果があり，家族が患者に対してあまりにも批判的な場合は別面接のほうが効果があったという[6][8]。Minuchinらのような方法が適する場合とそうでない場合があるといってよいだろう。

　80年代後半からは，脱施設化後の患者と家族の接点の増加から，統合失調症の家族研究が非常に盛んになり，他の疾患における家族の見方にも影響を与えた。画期的だったのは，LeffとVaughnによる感情表出（expressed emotion：EE）研究[9]である。EE研究以前には，「分裂病をつくる母」といった用語が知られていたように，統合失調症の病因の議論のなかで，幼少期からの育児のあり方が取り上げられることは少なくなかった。しかし，患者についての家族の語りを点数化するというEE研究の手法により，過去ではなく現在の家族が本人に対して示す態度が再発率に影響することが示された。家族が病気をどのように捉えているか，敵意を示すのはなぜかなどを検討することにより，家族の情緒にも注意が向けられ，その流れで，家族の心身の健康についても論じられるようになっていった。

　統合失調症においては，生物学的研究や薬理学の発達によって生物学的基盤の存在が広く知られ，病因のなかで家族関係や生育環境が占めるとされる部分が小さくなっていったことも，家族の役割に影響を与えたと思われる。一方，摂食障害においては，生物学的研究の成果が本人や家族に広く知られる段階にはまだ達しておらず，病因としてはいまだに生育歴が重視されている。これには，80年代からフェミニズムやトラウマ論が盛んになり，過去の家族内のトラウマが大きく取り上げられるようになったことも影響してい

る。摂食障害の家族を論じるとき，EE研究によって未来を見る視線と，トラウマ論によって過去を見る視線が混在しているといえるだろう。

　過去のトラウマや生育歴への注目は，それ以前に比べて神経性過食症が増加した現象とも関連している。神経性過食症では，対人関係の葛藤やそれに起因する不快気分が過食嘔吐に結びつくという因果関係が見えやすいこと，また，神経性やせ症の低栄養状態に対する強制栄養のような強力な医学的治療手段が少なく，心理学的ケアのニーズが高いこともあり，心理学的な説明に親和性がある。

（4）神経性過食症の増加とセルフヘルプの強調

　神経性過食症が増加をみた後の変化には，セルフヘルプの重視もある。神経性過食症では認知行動療法が治療の1つの基本型になっているが，この治療法では，症状の自己モニターなど，治療面で患者本人がかかわるセルフヘルプ的要素が強い。神経性やせ症が中心だった時代は，「母親がつくった食事を拒絶する」ことが主要な症状であり，いかに食べさせるかというテーマをめぐって家族が症状に直接的にかかわる面が大きかった。

　一方，神経性過食症では，過食も嘔吐も症状行動そのものは家族の目に触れないところで隠れて行われることも多く，家族と症状のかかわりはやや間接的になっている。食べ物を買い置きしないといった工夫はできても，暴力的な手段を使わない限り，過食や嘔吐という行為そのものを止めるのはかなり困難である。一般に神経性過食症は，神経性やせ症よりも発症年齢が成人に近い。そのため神経性過食症の増加に伴い，治療の主体は患者にあり，家族は治療を支える役割という見方が強くなってきたといえる。

患者年齢の変化と家族の役割の変化

　1970年代の神経性やせ症患者のほとんどは思春期で，「思春期やせ症」としての特徴が強かった。この時代，神経性やせ症は，治療抵抗性の難治疾患というイメージがある一方で，思春期の心理的葛藤が解決すれば乗り越えら

れる疾患というイメージももたれていた。これには，Minuchinらのような
強力な家族療法家の報告のなかで，短期間で鮮やかに治癒する症例が提示さ
れたことなども関係しているだろう。近年になって摂食障害の長期経過が知
られるようになり，数年以上症状を持続するケースも少なくないことが明ら
かになった。たとえばStroberらは，思春期に神経性やせ症で入院歴のある
患者の長期予後を報告している。この報告では，体重と月経が回復したもの
を部分回復，体型や体重に関する感じ方など心理面も含めて回復しているも
のを完全回復と呼んでいるが，追跡後2年間で，部分回復率は10％，完全
回復率は0％であり，2年程度では回復は多くない。部分回復率は，追跡4
年では33％，8年では75％，10年では84％で，その後はほとんど増えなか
った。この結果からは，神経性やせ症は，3〜4年から10年くらいの間は
回復率が高まる疾患であることがわかる。

　摂食障害の事例では，食生活だけでなく，対人関係も含めて生活パターン
が固定化してしまう傾向がある。10年間症状を持ち続けて患者の年齢が30
歳前後になっていても，親子関係が思春期のまま固定しているようなケース
をしばしば見かける。生育歴のなかで足りなかった部分を償いたい，償って
ほしいと思っている親子では，発症より前の年齢を想定した親子関係で膠着
している場合もある。このことは治療上大きな問題であり，慢性化に伴う社
会復帰の難しさの1つの要素となる。家族の役割としては，実際の年齢とあ
まりかけ離れた対応とならないようにすることが重要だと思われる。家族と
の関係だけでなく，治療関係も，長年同じ治療者との関係が続いていると，
年齢の変化に対応しにくくなる。治療はときどき見直しをする必要があるだ
ろう。長く症状がある症例のなかには，発症時に神経性やせ症で，その後過
食に転じるケースもあり，このような場合，家族が変化に対応できないこと
が多い。神経性やせ症の時代に，「食べられるものを食べられれば」と受容
的に接することを基本にしていると，過食代や生活の乱れなど何がしかの制
限を要する症状には対応しにくい。逆に，「強く言って食べさせる」ことを
実践してきた家族でも，過食を止めることには同じような効果は期待しにく
く，無力感を味わいやすい。治療のなかで，年齢や症状の変化に対応する準

備をしておく必要がある。

　また，近年現れているテーマとして，診断基準を満たさない部分症状のケースがある。集中的な治療を強制するほどの病状ではなく，症状を隠すケースがほとんどなので，本人に対して家族はどのような態度をとるべきか，どのようなタイミングで受診させるか，苦慮することも多いだろう。以前から聞かれる，「うちの子は絶対病気なのに病院へ行かない」という家族の悩みだけでなく，「病気なのかどうかよくわからない。誰に相談したらいいのか」という悩みには，多職種が連携して対応することが求められるだろう。

多層的な家族の役割

　上記の通り，EE研究の発展などとともに家族に対する見方は多層化し，過去を振り返って家族の責任を追及する視線や，家族のメンタルヘルスも大事にしようという視線などが錯綜している。家族にいくつもの役割があることを理解しなければ，家族の疲弊を取り上げることが患者本人には責任逃れに見えることもあるだろう。ここで，近年の研究を踏まえたうえで，家族が担う役割を便宜的に分類しておく。もちろん，それぞれの役割には重なるテーマもある。家族はこのような多層的な役割をもっているということを理解して治療に臨むほうが混乱が少ないだろう。

（1）発症前のリスクファクターとしての家族

　従来より，神経性やせ症制限型についての双生児研究の結果から発症にかかわる生物学的因子を指摘する立場はあったが[12]，最近は，摂食障害に対する罹患感受性を解明する研究が遺伝子レベルで盛んになっている[13]。今後，摂食障害に対する脆弱性が家族のなかで伝達されていくことがどの程度あるか，より明らかになっていくだろう。

　摂食障害の発症因子となり得る家族因子については，すでに述べたような家族構造の特徴以外にも，完全主義，成績至上主義などについての指摘があるが，前方視研究により明らかなリスク要因として特定されたものはない。

また，小児期逆境体験が注目されて以来，過去の虐待体験が摂食障害のリスクファクターになるかという議論もある。虐待が摂食障害と特異的に関連する可能性は小さいが，抑うつなどさまざまな不調のリスクファクターにはなり得る。虐待が家庭内で起きている場合，虐待以外にも，転居，親の転職，離婚，再婚など多数のライフイベントがみられることがあり，これらも総合的にメンタルヘルスに影響を及ぼす。一方，家族が子どもの生活に対して過保護的で，平均的な子どもが遭遇するようなライフイベントを経験せずに成長し，社会に出ることに不安を抱くケースもある。

（2）経過に影響を及ぼすものとしての家族

摂食障害に対して，EE研究に用いられるカンバウェル家族面接を行い，高EE家族では治療からのドロップアウトが多いとした報告がある。家族がもつ治療イメージに合わないと，家族が通院を中断させるようなケースは臨床的にもしばしばみられる。たとえば次のような例がある。

［事　例］高校生女子　神経性やせ症制限型
養護教諭の勧めで受診。初診後しばらくは母親と定期的に受診し，経過は順調に見えた。本人と家族の了解を得て，養護教諭との基本的な情報共有も行った。

しかし，治療開始から3ヵ月くらい経過した頃，「○○療法の予約が入ったので今度の診察には行けない」と母親から電話があり，診察はキャンセルとなった。○○療法とは，食問題に効果があるとされる民間療法で，予約をとりにくいのでそちらを優先したいということであった。

次の診察で，本人と母親に個別に話をし，本人は○○療法を希望しているわけではないことを確認した。このため，「あちこちに相談をすると本人が混乱するので，まずここでの治療を中心にしてはどうか」と母親に伝えたが，完全には納得していない様子であった。その後数回は診察に来たが，しばらくして，△△心理相談室の予約がとれたので，精神科の診察は終了にしたいと連絡があった。予約日に，予約時間より早い時間に本人だけが受付ま

で来たが，医師は診察中と伝えるとそのまま帰ったというエピソードもあり，本人には治療に心残りがある可能性も否定できなかった。本人に連絡を試みたが，連絡がつかなかった。

　養護教諭に事情を説明し，神経性やせ症はまだ治療途上なので，心理相談だけでなく医療の継続が必要であることを説明した。養護教諭の観察では，母親は学校の対応にも不満があるようであり，学校と連携する医療機関は避けたい可能性が高いとのことであった。養護教諭によると，母親は○○療法で「お母さんがこのような食材を使った食事をつくってあげてください。そうすれば治ります」と言われており，「母親が治す」という文脈の治療を好んでいる様子であった。精神科では，母親は見守るだけの立場になっている気がして納得できない，といったことも述べていたとのことであった。その後，養護教諭が説得を試み，別の医療機関でときどきは体重測定や採血を行っている様子である。

　このように，家族は，治療を開始したり中断したり，ひいては経過全体に影響するキーパーソンとして重要である。

　家族の態度や心理状態，また家族の病理が経過に対して及ぼす影響についての実証的な研究は多くないが，家族のEE研究と経過に関する報告にメタアナリシスを行うと，EEの高さと経過の悪さは関連するという。[17]臨床的には，高EE家族のなかで批判的コメントが多い家族は本人の自己評価を低下させ，一方，「症状への巻き込まれ」が強い家族は，過食用の食べ物を家族が買いにいったり代金を肩代わりするなどの行動を通じて症状を長期化させることが珍しくない。巻き込まれ行動は，「小さい頃に手をかけられなかったせい」といった病因論やそれに関連した家族の自責感と結びついていることがしばしばある。アルコール依存症の領域で「イネーブラー」［注1］といわれるこのような巻き込まれ行動は少なくない。それ以外にも，上記の事例のように，家族が「自分が中心的にかかわりたい，自分のもつ本人への影響力を失いたくない」という思いから巻き込まれる場合もあり，治療継続には注意を要する。この事例では，治療が進むにつれて母親の過度なかかわりも

話題になっていたため，母親は自分のやり方を奪われる不安が強まっていたと思われる。主治医が本人と家族の問題を両方扱える場合も多いが，このような事例では，問題を根本的に解決するためには母親にも別途，心理的治療が必要であろう。母親が自分のやり方をまったく修正できないのは，母親自身に何か心理的背景がある可能性もある。海外のように本人の主治医とは別に心理職や家族療法家がかかわることができていたら，より望ましい展開があったケースだと思われる。

　この事例では養護教諭との連携があり，辛うじて医療の継続ができているが，このようなケースで転院先が決まったら，転院先にこれまでの治療経過を伝えられるのが理想である。また，こうした事例を何人目かの主治医として治療する場合は，前の主治医から紹介状をもらってくるよう伝え，本人や家族と一緒に経過を振り返り，課題を整理するとよいだろう。

（3）治療協力者としての家族

　「家族が病因」というイメージのために，家族が症状に巻き込まれる傾向が強い現在，治療の主体は本人であり，家族は治療協力者としての態度が重要だということは強調されてよい。とくに患者が成人の場合は，児童思春期の場合とは違って，たとえば食事量を家族がチェックするよりも，食べずに体重が減ったときは本人の責任としたほうが治療は進展しやすい。過食についても同様である。「家族は過食を止めるべきでしょうか」という質問をよく聞くが，本人が何を期待しているかを確認せずに止めようとすると，反発を受けるだけだったり，逆に「止めてほしかったのに止めなかった」ことを理由として症状が増悪したりする。本人は過食のとき家族にどうしてほしいのか，それはなぜか，それに対して家族はどう思うかなどを話し合ったうえで，本人自身がコントロールできることを援助するのが望ましい。

　しかしながら，ほとんどのケースで家族と本人との間に何らかの接点があり，「放っておくように」というアドバイスだけをするのは有用でないだろう。Treasureらは，慢性例が増加していることを踏まえ，急性期患者を前提とした従来の家族指導以上に，「変化」を治療のテーマとすることを勧め

ている。家族はnonprofessional carer（専門職としてではなくケアする人）
という表現もあり，治療の傍観者ではなく，対応の仕方次第で変化を促進す
ることも抑制することもあることが示されている。食生活のみならず，毎日
の生活パターンが固定化しやすい慢性摂食障害においては，「変化」がキー
ワードであることがわかる。具体的には，家族が病気をどのように理解して
いるか，患者本人の理解とどのように異なるかなど病気観を確認することを
Treasureらは勧めている。

　近年，摂食障害の分野では，治療に対するモチベーションそのものを治療
のテーマとする動きがある。かつては「摂食障害患者は病識がない」という
見方があり，しかも動かしようのない特徴として論じられていた。最近は，
このような固定した見方ではなく，患者は，自分の生活を変化させることを
考えてもいない時期，考えてはいるが行動には移せない時期，行動を変えて
みる時期，健康的な行動を維持する時期，というように段階を経て変化して
いくものであることが知られている。患者が今どの段階にいるのかを治療者
や家族が理解すれば，次の段階に進むのを促す援助を試みることができる。
また逆に，治療者や本人は，家族に変化への準備があるかどうかを知ってお
くとよいだろう。たとえば，本人は症状を手放すのが怖く，治り方のイメー
ジもない段階なのに，親が次々とアルバイトを探してきて勧めても，本人の
行動をよい方向へ変えるのは難しい。一方で，本人は治療と両立させながら
可能なアルバイトを探し始めたのに，「そのような状態では周囲に迷惑をか
ける。完全に症状がなくなるまで待ちなさい」と家族が止めるような場合も
ある。家族が本人の変化を促進できるよう援助することが重要である。

（4）生活や病気の負担を共有する存在としての家族

　従来の考えでは，家族は少々の自己犠牲をしてでも治療に最大限協力する
ことを期待されていた。しかし現実には，摂食障害の患者と生活を共にする
ことには大きな負担を伴い，家族のほうが心身に不調をきたすこともある。
小児の神経性やせ症患者の両親に面接し，その内容を分析した研究では，神
経性やせ症患者との生活は，症状が激しい時期は「悪夢を生きる」ような毎

日であり，多くの親が無力感や後悔，罪悪感に苛まれていること，患者の同胞の生活にも影響があることが示されている。[(21)]

　過食症の場合は，莫大な食費がかかり，家計を圧迫することが稀でない。これは慢性化して親世代が年金生活に入っていると深刻な問題となる。成人の過食症では，パートナーや子どもとの関係にも影響がある。[(22)]パートナーとの間では，症状について伝えるかどうかという信頼関係の問題に始まり，食費の負担や，症状への対応で時間がとられ家事が滞ること，食事の内容などさまざまなテーマで話し合いが必要となる。空腹感や満腹感に自信がないと，子どもの哺育も挫折しやすい。[(23)]自分の身体をコントロールするように子どもを支配しようとする場合もある。

　このように，家族はさまざまな負担感を抱えている。皮肉なことに，患者本人のニーズに焦点を当て，治療の主体にするという新しいアプローチを推し進めると，家族が抱える負担感は盲点になりやすい。家族の存在も忘れず，家族が治療に協力できる余裕や資源があればそれを発揮できるよう援助し，もし家族が心身の不調により力が発揮できない状態であれば，回復を援助していく必要があるだろう。

おわりに

　摂食障害患者の年齢層が広がり，思春期疾患という見方を超えたライフサイクル的視点で捉える必要が生じている。思春期を通過すれば軽快する症例もあるが，「5〜10年，病気と共にあり，その後軽快」という，1970年代にはあまり想定されていなかった経過をたどる症例も多いことが明らかになってきた。後に振り返ったとき，症状が激しい時期をまったくの空白期間にしないためには，闘病中も発病前の生活や社会との接点を絶たないことが望ましい。Treasureらの言葉を使えば，このほうが変化を促進する環境だといえるだろう。病気が長引けば，親世代も退職や病気などの変化を経験する。これらのライフイベントは，これまで通り症状を続けられなくなるという意味で，本人にとっては危機である。しかし，これらの変化への対応に積極的

に取り組めば，生活を大きく変え，症状軽減に役立てることも可能である。本人にも家族にも治療者にも，柔軟な姿勢が求められているといえる。

[注1] イネーブラーとは，その病状を可能に（enable）してしまっている人のこと。アルコール依存の夫に言われて酒を買いに行く妻が典型的な例である。買わないと暴力を振るわれるなどの外的条件のほか，夫に献身的に尽くすことが自分の存在価値になっているなど，応える側の自己評価の低さも問題とされる。神経性過食症などでは，「私の育て方が悪かったせいで」という罪悪感もイネーブラー行動を強めるといわれている。

[文　献]

(1) Brumberg, J.J.: *Fasting girls: the emergence of anorexia nervosa as a modern disease.* Harvard University Press, 1988.

(2) Gull, W.W.: Anorexia nervosa. *Lancet* 1: 516-517, 1888.

(3) Marcé, L.V.: Note sur une forme de délire hypocondriaque consécutive aux dyspepsies et caractérisée principalement par le refus d'aliments. *Annales médico-psychologiques* 6: 15-28, 1860.

(4) Minuchin, S., Rosman, B.L., Baker, L.: *Psychosomatic families: anorexia nervosa in context.* Harvard University Press, 1978.（福田俊一監訳『思春期やせ症の家族—心身症の家族療法』星和書店，1987年）

(5) Selvini-Palazzoli, M. (Pomerans, A.〔trans.〕): *Self-starvation: from the intrapsychic to the transpersonal approach to anorexia nervosa.* Human Context Books, 1974.

(6) Dare, C., Eisler, I.: Family therapy for anorexia nervosa. In: Garner, D.M., Garfinkel, P.E. (eds.): *Handbook of treatment for eating disorders. 2nd ed.* pp.307-324, Guilford Press, 1997.

(7) Russell, G.F., Szmukler, G.I., Dare, C. et al.: An evaluation of family therapy in anorexia nervosa and bulimia nervosa. *Arch Gen Psychiatry* 44: 1047-1056, 1987.

(8) Le Grange, D., Eisler, I., Dare, C. et al.: Evaluation of family treatments in adolescent anorexia nervosa: a pilot study. *Int J Eat Disord* 12: 347-357, 1992.

(9) Leff, J.P., Vaughn, C.: *Expressed emotion in families: its significance for mental illness.* Guilford Press, 1985.（三野善央，牛島定信訳『分裂病と家族の感情表出』金剛出版，1991年）

(10) Steinhausen, H-Ch.: The course and outcome of anorexia nervosa. In: Browell, K.D., Fairburn, C.G. (eds.): *Eating disorders and obesity: a comprehensive handbook.* pp.234-237, Guilford Press, 1995.

(11) Strober, M., Freeman, R., Morrell, W.: The long-term course of severe anorexia nervosa in adolescents: survival analysis of recovery, relapse, and outcome predictors over 10-15 years in a prospective study. *Int J Eat Disord* 22: 339-360, 1997.

(12) Treasure, J.L., Holland, A.J.: Genes and the aetiology of eating disorders. In: McGuffin, P., Murray, R. (eds.): *The new genetics of mental illness.* pp.198-211, Butterworth-Heinemann, 1991.

(13) Ribasés, M., Gratacòs, M., Fernández-Aranda, F. et al.: Association of BDNF with anorexia, bulimia and age of onset of weight loss in six European populations. *Hum Mol Genet* 13: 1205-1212, 2004.

(14) 西園マーハ文, 生田憲正, 三宅由子他「摂食障害と身体的虐待, 性的虐待」『精神科治療学』13巻, 1339-1346頁, 1998年

(15) Pope, H.G., Hudson, J.I.: Is childhood sexual abuse a risk factor for bulimia nervosa? *Am J Psychiatry* 149: 455-463, 1992.

(16) Szmukler, G.I., Eisler, I., Russell, G.F.M. et al.: Anorexia nervosa, parental 'expressed emotion' and dropping out of treatment. *Br J Psychiatry* 147: 265-271, 1985.

(17) Butzlaff, R.L., Hooley, J.M.: Expressed emotion and psychiatric relapse: a meta-analysis. *Arch Gen Psychiatry* 55: 547-552, 1998.

(18) Treasure, J., Gavan, K., Todd, G. et al.: Changing the environment in eating disorders: working with carers/families to improve motivation and facilitate change. *Eur Eat Disord Rev* 11: 25-37, 2003.

(19) Geller, J., Drab, D.L.: The readiness and motivation interview: a symptom-specific measure of readiness for change in the eating disorders. *Eur Eat Disord Rev* 7: 259-278, 1999.

(20) Treasure, J.: Anorexia nervosa: a survival guide for families, friends, and sufferers. Psychology Press, 1997.（博田健三, 北川信樹訳『拒食症サバイバルガイド—家族, 援助者, そしてあなた自身のために』金剛出版, 2000年）

(21) Cottee-Lane, D., Pistrang, N., Bryant-Waugh, R.: Childhood onset anorexia nervosa: the experience of parents. *Eur Eat Disord Rev* 12: 169-177, 2004.

(22) Van den Broucke, S., Vandereycken, W., Norré, J.: *Eating disorders and marital relationships.* Routledge, 1997.

(23) 西園マーハ文「育児中にみられる摂食障害」久保木富房, 不安・抑うつ臨床研究会編『食べられないやめられない／摂食障害』99-112頁, 日本評論社, 2002年

第13章

摂食障害と薬物療法
治療のなかにどう位置づけるか

摂食障害の特徴と薬物療法の位置づけ

　神経性やせ症（AN），神経性過食症（BN）などの食行動問題の総称である摂食障害は，社会全体での痩身の流行，あるいは家族関係など，発症に関して心理社会的な要因が強調されやすい疾患ではあるが，生物学的因子の関与もあるといわれている。たとえば，制限型のAN［注1］では，一卵性双生児のほうが，二卵性双生児よりも一致発生率が高い。また，認知の歪みの一部は体重回復後も続くことがあり，患者の姉妹は患者と健常者の中間の特徴をもつという報告もある。低栄養の結果ではない一種の素因的な生物学的特徴もあることが示唆される。近年は，レプチン，グレリンなど，食欲や代謝に関与するペプチドの研究も盛んである。発症や症状の持続には，生物学的な因子も働いていることを念頭に置く必要があるだろう。

　治療面では，現状では栄養補給や心理的治療が主である。また，上記のような生物学的因子と薬物の効果の関連についてはまだ研究途上であり，薬物単独で完治が期待できる疾患ではない。しかし，心理的治療との組み合わせにはさまざまな可能性がある。

　摂食障害は，DSM-5などの診断基準に挙げられる診断項目は少ないが，実際の患者のもつ症状は多彩である。このため，治療効果を判定する際，治療前後で何を比較するかにより，かなり結果が異なる。とくに心理面は，診

断基準の項目を満たすか否かの2分法では改善度が判定しにくいため，Eating Disorder Inventory（EDI）[8]などの質問紙や，各種面接法が用いられている。たとえば，EDIでは，やせ願望など摂食障害特有の心理だけでなく，完全癖，無力感といった心理面をくわしく評価する。栄養改善のみを見るか，これら心理面も評価するかにより，治療効果の印象はかなり違ったものになる。BNでは，過食や嘔吐の回数という測定しやすい指標があるため，ほとんどの研究でこれが治療効果指標として用いられている。実際には，治療後に過食の回数が有意に減少したが診断基準は満たしたままであったり，心理面は変わっていないということもある。

　摂食障害，とくにANでは一般に治療への拒否感が強い。体重増加を目標とする薬物療法研究への参加に同意する患者は，全体のなかで特殊な症例である可能性もある。また，全般的に摂食障害の臨床研究は長期追跡率が低い[5][6]。このように，日々臨床家が苦慮する疾患の特徴が研究をも難しくしており，また施設による対応の差もあって，大規模研究が行いにくい分野である。しかし，薬物療法については，ランダム化比較試験（Randomized Controlled Trial：RCT）を用いた研究結果も報告されるようになっている。本章ではAN，BNそれぞれの研究結果を概観し，各種治療ガイドラインで薬物療法をどのように位置づけているかについて検討したい。

　なおDSM-5では，以前の「特定不能の摂食障害」分類のなかのむちゃ食い障害（BED）[7]が独立し，日本語では過食性障害と称されるようになった。これは海外では肥満症の基礎疾患として重視されており，男性の割合が他の摂食障害より高く，男女を合計した有病率も高い。肥満者の治療に関する研究という枠組みでは，体重減少効果が大きく取り上げられる。現在の日本の精神医学の範囲でのBEDは，BNの軽症型あるいは回復途上の型が多く，必ずしも重症の肥満者ばかりではないので，体重減少効果については本章では詳細に述べない。過食頻度を減ずる効果については，BNの薬物療法の知見がほぼ当てはまると考えてよい。

神経性やせ症の薬物療法の効果についての諸研究

　いくつかの国で摂食障害の治療ガイドラインが出版されている。ANの治[9] [10] [11] [12]療では，どのガイドラインにおいても，低栄養時の薬物投与の身体への副作用に十分に注意するよう強調されている。とくに心機能に注意を促すものが多い[11] [12]。極端な低栄養時に，栄養補給なく薬物とプラセボの効果を比較したり，栄養補給と薬物療法を比較するような研究は実施しにくい。このため，急性期ANの薬物療法の研究は，栄養状態がある程度安定した対象，あるいは他の治療を行いながら追加治療として薬物療法を実施した対象の結果が報告されている。過去には食欲を亢進する効果があるといわれる薬物を投与した研究もあるが[13] [14]，テトラヒドロカンナビノールを使用した研究では，体重に[13]変化はなく，睡眠障害，ディスフォリア（ここでは軽い抑うつ気分，イライラ等の総称），被害感など強い副作用がみられたという。Flamentらは，ANは食欲を喪失する疾患ではなく，食欲を刺激すれば不安が増すだけであること，食欲を刺激するのは治療の考え方として正しくないことを強調している[5]。がん患者等の食欲不振にこれらの薬物を使用する試みがあるが，「無食欲症」という病名から，同様の対応が可能だと身体科で誤解されていることがあるため注意を要する。

　ANの強い認知の歪みに抗精神病薬の効果を期待し，とくに非定型抗精神病薬（第二世代抗精神病薬）使用時に体重増加を伴いやすいことから，近年は，非定型抗精神病薬による治療も試みられている[5] [6]。むちゃ食い排出型のANに対し，認知行動療法（cognitive behavioral therapy：CBT）を行いながら，オランザピン（最大5mg）とプラセボを12週間使用して比較したところ，CBTとオランザピン併用群のほうが，体重増加，うつや不安，強迫思考の改善に効果がみられたとする報告[15]がある。クエチアピンについても効果を示す報告[16] [17]はあるが，非常に対象数の小さい研究が多く，メタアナリシスによれば明らかな効果があるとは言いにくい状況である[5] [18] [6]。病状による効果の違いを含め，今後の研究が待たれる。

　体重回復後のANの再発防止に関して，選択的セロトニン再取り込み阻害薬（selective serotonin reuptake inhibitors：SSRI）の効果についてRCTが行われるようになっているが，体重回復後のフルオキセチン投与群とプラセボ群を比較した研究[19]では，1年後の症状や再発率に差はなかったという。他にも研究はあるが，追跡率が非常に低く，結果を一般化するのは難しいと考えられる。

神経性過食症の薬物療法の効果についての諸研究

　海外では，BNの治療の第一選択はCBTであるが，抗うつ薬の効果も研究されてきた。三環系抗うつ薬やMAOI（monoamine oxidase inhibitor：モノアミン酸化酵素阻害薬）についてRCTが行われており，プラセボよりも過食の頻度を減ずる効果があるとする報告が多いが，副作用や大量服薬の危険から，現在ではSSRIが第一選択となっている[5][6]。とくにフルオキセチンについては，フルオキセチン20mg，60mg，プラセボについて8週間の効果を比較した多施設研究[20]の結果がよく知られている。この報告によれば，60mgでは，過食嘔吐など代償行動の頻度のいずれにも効果がみられ，また抑うつやEDIのほとんどのサブスケールでも効果がみられた。20mgでは，60mgとプラセボの中間の効果がみられた。

　SSRIの長期の効果や再発防止効果はまだ不明の点が多い。フルオキセチンの8週間投与で効果がみられた対象をフルオキセチン維持群とプラセボ群に割り付けると，フルオキセチン維持群のほうが再発が少なかったという報告[21]や，フルオキセチンの再発予防効果を示した報告[22]もあるが，いずれも中断率が高く，一般化は難しい結果となっている。

　Nakash-Eisikovitsらは，薬物療法についてのメタアナリシスを行い，過食嘔吐の頻度に対する効果サイズは中等度（Cohen's d＝0.6）であり，症状が寛解に至るのはSSRIでは19%だったとしている[23]。メタアナリシスに含まれる対象全体では，治療後にも平均週4.3回の過食が残っていたとしており，過食頻度は減っても診断基準を満たす例は多いと考えられる。そして，全体

的には，薬物療法のみよりも薬物療法と心理療法の併用のほうが効果がある
としている。コクランレビュー［注2］では，過食の消失に関するpooled
risk ratio（RR）は0.87，治療必要患者数（number needed to treat：NNT）
は9人であり，症状の50％の軽減というレベルの改善で見ると，RRが
0.63，NNTは4人であった[(24)]。薬物療法は，過食の頻度を減少させる効果は
あるが，消失させるとは限らず，心理面も含めて根本的に回復させるのは難
しいといってよいだろう。

　過食行動を依存性疾患の概念で捉え，ANのむちゃ食い排出型やBNにオ
ピオイドアンタゴニスト（ナルトレキソン）の高用量を投与し，効果があっ
たとする報告[(25)]もあるが，その後，肝機能障害が報告されたために，一般的に
推奨される治療にはなっていない[(5)]。

治療ガイドラインのなかでの薬物療法の位置づけ

　海外の治療ガイドラインは，主に英語圏からの報告を参考に作成されてお
り，推奨される治療やその推奨度には共通点も多いが，各国の医療制度によ
り若干ニュアンスが異なる面もある。そのいくつかを示し，薬物療法の位置
づけについて検討する。

（1）米国精神医学会（APA）ガイドライン[(9)]

　APAガイドラインでは，ANの体重増加や再発予防について，薬物療法は
どの患者にも有用な治療とはいえないが，治療抵抗性で強迫症状が強く，病
気の否認等が妄想レベルにあるような患者では，第二世代の抗精神病薬，と
くにオランザピン，リスペリドン，クエチアピンが有用な場合もあるとして
いる。

　BNについては，多くの患者で薬物療法が初期の治療の一要素として有用
であるとしている。今のところ，フルオキセチンが最も効果があり，米国食
品医薬品局（food and drug administration：FDA）でも認可されているこ
と，フルオキセチンの使用量はうつ病の場合よりも高い60mgが推奨される

こと，三環系抗うつ薬やMAOIは最初の治療選択としては望ましくないこと，フルオキセチン以外ではセルトラリンに効果が見出されることが記されている。

（2）オーストラリア，ニュージーランドの治療ガイドライン[10]

2014年に出版された新しいものだが，ANについては，他のガイドラインと同様，不安や強迫症状が極度に強いケースには有用な場合もあるが慎重に投与すること，BNについては，CBTが実施できない環境ではSSRIあるいは抗てんかん薬（トピラマート）を試してもよいが，後者は副作用に十分注意することとされている。

（3）英国NICEガイドライン[11][12]

NICEガイドラインは，その作成にユーザーからの意見も反映し，一般向けの版も公開されるなど，広く活用されているガイドラインである。ANの薬物療法についての「ステートメント」（まとめ）を表12-1に示す。ANへの薬物療法は，APAと同様，積極的には勧めていない。表にみられるように，それぞれのステートメントには，その治療を推奨する際のグレードが付されている。グレードBは質の高い臨床研究が効果を示すが，RCTからのデータは不十分なもの，グレードCは専門家が推奨するレベルのものである。摂食障害に関する全ステートメントのなかで，グレードA（質の高い研究があり，RCTの結果もあって強く推奨される）は，BNとBEDに対するCBTと，「BEDの心理療法で直ちに体重が減るわけではない」という項目のみで，後はBとCという結果になっている。

BNについてのステートメントを表12-2に示す。APAと同じく，初期治療の一部として行ってもよいという位置づけである。ここに挙げられている「エビデンスに基づいたセルフヘルプ」とは，ガイデッドセルフヘルプ[26]ともいわれる方法で，摂食障害についての心理教育，症状記録，食事のリズムの規則化などを，ワークブックなどを用いながら，自力（セルフヘルプ）で行う方法である。英国では，治療の第一段階は地域の一般医（GP）が担当す

表13-1 NICEガイドラインによる神経性やせ症(AN)の薬物療法に関するステートメント
（文献11，12）

全般的注意：ANに対する薬物療法には，非常に限られたエビデンスしかない。コモビディティに対して，さまざまな薬物を使用してもよいが，ANの人々の多くが身体的に脆弱な状況にあることを考えて，慎重に行われるべきである。

1.2.3.1
　薬物療法はANに対する唯一の，あるいは主たる治療法として用いられるべきではない。C
1.2.3.2
　抑うつや強迫といった併存する精神症状に対して薬物療法を実施することには慎重でなくてはならない。なぜなら，これらは体重増加と共に解消する場合もあるからである。C
1.2.3.3
　ANの人々に対して薬剤が使用される場合には，薬物療法の副作用（とくに心機能に対する副作用）を慎重に考慮し，患者と話し合われなくてはならない。多くの患者において，心血管系の機能は低下しているからである。C
1.2.3.4
　医療者は，薬剤が心電図上QTc間隔を延長させる可能性があることを認識しておくべきである。たとえば，抗精神病薬，三環系抗うつ薬，マクロライド系抗生物質，また抗ヒスタミン剤のいくつかなどである。心臓系に問題があると考えられる患者では，心機能を低下させる可能性のある薬物の処方が避けられるべきである。C
1.2.3.5
　心機能を低下させる可能性のある薬物の処方が非常に重要である場合は，心電図モニターを実施すべきである。C
1.2.3.6
　ANの診断のすべての患者については，処方欄に，副作用の可能性について警告を示しておくべきである。C

各項目に付された「C」はグレードCの意（詳細は本文参照）

るが，一般医や，一般医と連携する心理職や看護師などが，セルフヘルプの進捗状況を聞きながらアドバイスをするのがガイデッドセルフヘルプである。ガイデッドセルフヘルプだけで症状が軽減し，専門家への紹介を必要としない場合もあるというエビデンスがあるため[27]，治療の第一段階としてまず試すべき治療とされている[11][12]。一般医がガイデッドセルフヘルプを行い，それでも効果がみられない場合に摂食障害専門病院を紹介するということになるが，薬物療法は，その間に，SSRIを使用してみてもよいという位置づけである。NICEガイドラインは今後改訂が予定されているので，薬物療法の位置づけは若干変更される可能性もある［注3］。

表13-2　NICEガイドラインによる神経性過食症(BN)の薬物療法に関するステートメント
　　　　　　（文献11, 12）

1.3.2.1

　初期治療として，エビデンスに基づいたセルフヘルププログラムの代替治療あるいは追加の治療として，成人の過食症患者は，抗うつ薬を試してみてもよい。B

1.3.2.2

　患者には，抗うつ薬は，過食や嘔吐の頻度を減らすことはできるが，長期の効果が不明であることを知らせるべきである。また，効果があるケースでは，すぐに効果が現れることも知らせるべきである。B

1.3.2.3

　受け入れやすさ，忍容性，症状の軽減効果などから，過食症の薬物療法の第一選択は，選択的セロトニン再取り込み阻害剤（SSRI），とくにフルオキセチンである。C

1.3.2.4

　過食症患者には，フルオキセチンが効果をもつ用量は，うつ病の場合より高く，一日用量60mgである。C

1.3.2.5

　過食症の治療には，抗うつ薬以外の薬物療法は勧められない。B

各項目に付された「B」「C」は，グレードB，Cの意（詳細は本文参照）

日本ではどのような治療戦略が望ましいか

　APAやNICEガイドラインが示すように，ANを薬物療法のみで治療するのは困難である。栄養補給を行いながら，強迫症状や認知の歪みが著しい対象には，副作用に最大限注意しながら第二世代の抗精神病薬を使用することは試みられてもよいだろう。

　BNについては，治療の初期にSSRIによる症状減弱効果は期待できるが，薬物療法のみというのは望ましくない。日本の臨床場面では診療時間が短く，きめ細かい指導は行いにくい事情があるが，少なくとも，症状把握の一環として，一日の生活リズムについては正確に把握する必要がある。CBTには心理的治療というイメージもあるが，摂食障害に特化したCBT[28]においては，初期段階では，感情を扱う前に睡眠や食事の規則化を行う。何を食べるかよりいつ食べるかが重要という考え方[28]により，最初は食事や間食の時間をできるだけ固定する。患者は過食の背後の心理や症状のつらさだけを

語ることが多いが，生活リズムにも注意を向け，症状記録を持参するよう促すと，患者自身が症状の出方に気づくきっかけになる。症状記録から，夜間に過食が集中していることが明らかになれば，睡眠導入剤を用いて睡眠時間を確保するといった活用もできる。抗うつ薬を用いる場合も，嘔吐が激しい症例では，「食後」という指示では薬物も嘔吐されてしまうことがある。生活リズムを確認し，リズムの規則化を促しながら，確実に服用できるタイミングを指示する。このように，薬物療法は，生活リズムの枠をつくっていくなかで活用されるとよいだろう。その際，日本ではフルオキセチンは処方できないので，他のSSRIを処方するのがよい。生活の規則化の指導は，摂食障害の専門家でなくても実施可能である。このようなガイデッドセルフヘルプ的な援助で社会生活が可能になる患者も多いので，もっと試みられてもよいだろう。医師の薬物処方と，関連職種の生活援助というような分担も可能ではないかと思われる。

　NICEガイドラインでは，表12-2に示すように，抗うつ薬の長期の効果は不明であること，効果が出る場合は早期に出ることを患者に説明することとなっている。日本では抗うつ薬が長期に使用されることもあるが，初期治療として薬物療法を行っているのか維持療法なのかを意識し，初期治療としての薬物療法に効果がなければ心理療法を組み合わせる，もしくは処方変更するなどの治療戦略を立てることが望ましい。

　コモビディティ（併存症）をもつ摂食障害の治療研究は，研究計画の複雑さからまだ進んでいない。メタアナリシスではコモビディティのある症例は研究対象から除外されていることも多い。臨床場面ではコモビディティをもつ患者が多いので，抗うつ薬等薬物を長期に使用するケースも少なくない。このような場合は，ターゲットとする症状は何なのかを常に意識する。また，児童思春期を対象とした薬物療法研究はまだ数が少ない。薬物療法のみの治療が望ましくないのはどの年齢にもいえることであるが，とくに年齢が低い患者については，家族への働きかけや心理的治療を行いながら，薬物の使用は慎重に判断するべきであろう。

　摂食障害が薬物療法のみで回復することは期待しにくい。しかし，薬物療

法によって症状が軽減すれば自己コントロール感が増す。このようにして，社会適応レベルを上げながら，長期的な改善につなげていくのが望ましい治療戦略だといえるだろう。

［注1］DSM-ⅣやDSM-5では，神経性やせ症のなかに2つの病型がある。1つはrestricting typeで，制限型（DSM-Ⅳ）あるいは摂食制限型（DSM-5）と訳される。これは一般に言う拒食症のイメージに近く，節食による体重減少がみられるものである。もう1つはbinge purge typeで，むちゃ食い排出型（DSM-Ⅳ），過食・排出型（DSM-5）と訳される。こちらは，過食はあるが排出行動が激しいために体重が低下するものである。過食と排出行動のバランスにより，極端な低体重でない時期には神経性過食症に分類されるなど，分類学上は若干難がある。

［注2］ある治療の効果に関する研究報告は膨大な数に上るが，報告によって重症者だけを扱っていたり，年齢に偏りがあるなど，1つの研究報告のみでその治療の効果を判断することはできない。コクランレビューとは，英国に本部がある団体が，治療法に関する多数の報告を集約し，客観的なエビデンスを提示しているものである。

［注3］NICEガイドライン（Clinical Guideline 9）では，2017年に改訂版Eating disorders: recognition and treatment（ng 69）が公開された。旧版との違いは日本摂食障害学会ホームページに記載がある。薬物療法については，どの病型に対しても「薬物療法を唯一の治療にしてはいけない」ことが明記され，特定の薬物を使うべきという推奨はなされていない。

［文　献］

(1) Treasure, J.L., Holland, A.J.: Genes and the aetiology of eating disorders. In: McGuffin, P., Murray, R. (eds.): *The new genetics of mental illness.* pp.198-211, Butterworth-Heinemann, 1991.

(2) Holliday, J., Tchanturia, K., Landau, S. et al.: Is impaired set-shifting an endophenotype of anorexia nervosa? *Am J Psychiatry* 162: 2269-2275, 2005.

(3) Ando, T., Komaki, G., Nishimura, H. et al.: A ghrelin gene variant may predict crossover rate from restricting-type anorexia nervosa to other phenotypes of eating disorders: a retrospective survival analysis. *Psychiatr Genet* 20: 153-159, 2010.

(4) Yilmaz, Z., Kaplan, A.S., Tiwari, A.K. et al.: The role of leptin, melanocortin, and neurotrophin system genes on body weight in anorexia nervosa and bulimia nervosa. *J Psychiatr Res* 55: 77-86, 2014.

（5）Flament, M.F, Bissada, H,, Spettigue, W.: Evidence-based pharmacotherapy of eating disorders. *Int J Neuropsychopharmacol* 15: 189-207, 2012.

（6）Mitchell, J.E., Roerig, J., Steffen, K.: Biological therapies for eating disorders. *Int J Eat Disord* 46: 470-477, 2013.

（7）American Psychiatric Association: *Diagnostic and statistical manual of mental disorders. Fifth edition.* American Psychiatric Publishing, 2013.（日本精神神経学会日本語版用語監修, 髙橋三郎, 大野裕監訳『DSM-5精神疾患の診断・統計マニュアル』医学書院, 2014年）

（8）Garner, D.M., Olmstead, M.P., Polivy, J.: Development and validation of a multidimensional eating disorder inventory for anorexia nervosa and bulimia. *Int J Eat Disord* 2: 15-34, 1983.

（9）American Psychiatric Association: Treatment of patients with eating disorders, third edition. *Am J Psychiatry* 163: 4-54, 2006.

（10）Hay, P., Chinn, D., Forbes, D. et al.: Royal Australian and New Zealand College of Psychiatrists clinical practice guidelines for the treatment of eating disorders. *Aust N Z J Psychiatry* 48: 977-1008, 2014.

（11）National Institute for Health and Care Excellence（NICE）: Eating Disorders in over 8s: management. Clinical guideline［CG9］, 2004.（http://www.nice.org.uk/guidance/cg9/）

（12）西園マーハ文『摂食障害治療最前線―NICEガイドラインを実践に活かす』中山書店, 2013年

（13）Gross, H., Ebert, M.H., Goldberg, S.C. et al.: A double-blind trial of delta 9-tetrahydrocannabinol in primary anorexia nervosa. *J Clin Psychopharmacol* 3: 165-171, 1983.

（14）Halmi, K.A., Eckert, E., LaDu, T.J. et al.: Anorexia nervosa: treatment efficacy of cyproheptadine and amitriptyline. *Arch Gen Psychiatry* 43: 177-181, 1986.

（15）Brambilla, F., Garcia, C.S, Fassino, S. et al.: Olanzapine therapy in anorexia nervosa: psychobiological effects. *Int Clin Psychopharmacol* 22: 197-204, 2007.

（16）Bosanac, P., Kurlender, S., Norman, T. et al.: An open-label study of quetiapine in anorexia nervosa. *Hum Psychopharmacol* 22: 223-230, 2007.

（17）Powers, P.S., Bannon, Y., Eubanks, R. et al.: Quetiapine in anorexia nervosa patients: an open label outpatient pilot study. *Int J Eat Disord* 40: 21-26, 2007.

（18）Kishi, T., Kafantaris, V., Sunday, S. et al.: Are antipsychotics effective for the treatment of anorexia nervosa? Results from a systematic review and meta-analysis. *J Clin Psychiatry* 73: e757-e766, 2012.

（19）Walsh, B.T., Kaplan, A.S., Attia, E. et al.: Fluoxetine after weight restoration in anorexia nervosa: a randomized controlled trial. *JAMA* 295: 2605-2612, 2006.

（20）Fluoxetine Bulimia Nervosa Collaborative Study Group: Fluoxetine in the treatment of bulimia nervosa: a multicenter, placebo-controlled, double-blind trial. *Arch Gen Psychiatry* 49: 139-147, 1992.

（21）Romano, S.J., Halmi, K.A., Sarkar, N.P. et al.: A placebo-controlled study of fluoxetine in continued treatment of bulimia nervosa after successful acute fluoxetine treatment. *Am J Psychiatry* 159: 96-102, 2002.

（22）Fichter, M.M., Krüger, R., Rief, W. et al.: Fluvoxamine in prevention of relapse in bulimia nervosa: effects on eating-specific psychopathology. *J Clin Psychopharmacol* 16: 9-18, 1996.

（23）Nakash-Eisikovits, O., Dierberger, A., Westen, D.: A multidimensional meta-analysis of pharmacotherapy for bulimia nervosa: summarizing the range of outcomes in controlled clinical trials. *Harv Rev Psychiatry* 10: 193-211, 2002.

（24）Bacaltchuk, J., Hay, P.: Antidepressants versus placebo for people with bulimia nervosa. Cochrane Database Syst Rev（4）: CD003391, 2003.

（25）Marrazzi, M.A., Bacon, J.P., Kinzie, J. et al.: Naltrexone use in the treatment of anorexia nervosa and bulimia nervosa. *Int Clin Psychopharmacol* 10: 163-172, 1995.

（26）西園マーハ文『摂食障害のセルフヘルプ援助―患者の力を生かすアプローチ』医学書院、2010年

（27）Treasure, J., Schmidt, U., Troop, N. et al.: Sequential treatment for bulimia nervosa incorporating a self-care manual. *Br J Psychiatry* 168: 94-98, 1996.

（28）Fairburn, C.G.: *Cognitive behavior therapy and eating disorders.* Guilford Press, 2008.（切池信夫監訳『摂食障害の認知行動療法』医学書院、2010年）

（29）鈴木眞理、西園マーハ文、小原千郷『摂食障害：見る読むクリニック―DVDとテキストでまなぶ』星和書店、2014年

摂食障害のリアリティ
──日本の医療制度ではなぜ隠れてしまうのか？

　摂食障害の有病率は部分症状まで含めれば若年女性の約10%にも上るとされ，これは気分障害に匹敵する。死亡率は，精神疾患のなかで最も高いとする報告も多い。しかしながら日本では，摂食障害を治療する医師も施設も少ない状況が続いている。

　これはなぜだろうか？　さまざまな理由はあるが，当事者や家族の抱える困難さが「見えにくい」ことがその1つと思われる。街を歩けば拒食症らしき人が歩いているのを見かけるが，積極的に受診するのは少数である。Gullは1888年に患者の写真入りの論文を発表しているが，BMI10.6のその患者は「自分は元気だ」と言ったという。本人が体調不良を訴えないのは今でも同じである。過食症に至っては，見ただけでは病気かどうかわからない。過食症者には治療を求める人もいるが，診察室のなかで食べ吐きをする人はまずいない。どこがどう悪いのかは，やはりこちらが問わなくては見えない。受診してもいつの間にか来なくなる患者も多い。かくして，悪いところはなかなか見えにくく，一般の治療者には「そんなに患者さんが多いですか？」という印象をもたれることもある。一方，摂食障害が集中する病院では，入退院を繰り返す回転ドア状態の患者が後を絶たない。治療から離れてしまって飢餓状態となり，救急病院に運ばれるケースもある。やはり「いない」のではなく，隠れているのであり，見つかったときは極度の重症となりやすい深刻な疾患なのである。

　Gullが拒食症についての観察を進めた1860〜80年代，ロンドンは匿名性の進んだ大都市となり，Gullの関与も取り沙汰される1888年以降の「切り裂きジャック」事件はいまだに犯人がわかっていない。1886年にスティーブンソンの『ジキルとハイド』が出版され，ハイドの様子がジャック事件に似すぎているとして劇場版が上演中止になったのが1888年であった。Hydeはhide（隠れる）の意であることはしばしば指摘されているが，病理を隠したまま生きることができる時代の始まりだったのかもしれない。この時代に端を発する摂食障害も，隠れようとする病理を治療者が明るみに出すのは大変な作業である。外

見からすれば病理は明らかで，治療者でなくても診断を思いつくほどであるの
に，「私は具合が悪いんです」という訴えがなかなかなされず，治療者と共有
できないのはなぜなのか，精神医学には大きなチャレンジである。

　治療に至ったケースでも，家庭での闘病のリアリティは，体重や検査データ
の数値の向こうに隠れていることが多い。外来で，ある拒食症患者が「ちゃん
と食べてます」と言ったとたんに，母親が「それは嘘です！」と，バッグから
食べ残しの入った茶碗を取り出して見せたので驚いたことがある。このとき
は，家での闘病と親子のバトルのリアリティを垣間見ることができた。通常の
日本の短い診察時間では，このような手段に出る親でない限り，生活状況をリ
アルに知る機会は少ないのではないだろうか。

　治療を普及させるためにマニュアル化が求められている。経験の少ない病院
が新たに治療を始めるには準拠するものがあるほうがいいのは当然である。し
かし，マニュアルに沿う場合でも，闘病のリアリティに治療者が思いを馳せな
ければ，"Ms Hyde"はどこかに隠れたままになるような気がしてならない。

　隠れた部分を知るにはどうすればよいのか。1つ希望がもてるのは，近年，
回復した当事者の方々が闘病体験を語ってくださっていることである。「主治
医のことは嫌いだったが，『命が大事』という方針をぶれずにもってくれていた
ことには感謝」というような声も聞く。その場では嫌としか思えない治療をど
のように提供すればよいのか，治療倫理についてもさらなる研究が必要である。

　治療施設を増やす努力が行われているが，重症者対応の入院治療だけではな
く，当事者のリアルな生活を援助できるよう，地域に根差した治療が充実して
いくことを願っている。しかし，たとえば英国のような地域多職種チームが広
まるには時間がかかる。日本では，糖尿病の教育入院のように，短期入院を早
期の段階で活用するのも1つの方法かもしれない。

　治療者はどこに隠れているのかという声もあがるだろう。摂食障害の専門家
で隠れている人は少ないはずであるが，新患には対応できないという場合も多
い。地方によってはそもそも専門家がいないこともある。しかし，治療が難し
いと思われがちな摂食障害であっても，発症早期であれば，本人との対話も重
症例ほど難しくはない。一般の小児科医，内科医，精神科医にも対応は可能で
あり，隠れた（ポテンシャル）治療資源は豊かなはずである。プライマリケア
や地域でのケアを充実させるための治療者のトレーニングが急務といえる。

第14章

摂食障害患者にホスピス治療はあり得るか

慢性神経性やせ症の治療計画

はじめに

　いかに身体的衰弱が著しくても，摂食障害という診断の患者をホスピスに入院させるのは，通常は行われない治療選択である。このような，いささか突飛ともいえる手法をタイトルに掲げた理由は，英国で，ある神経性やせ症患者がホスピスに転院して8日目に死去したという事例[1]があり，この報告をめぐって*British Medical Journal*（*BMJ*）誌上で議論が展開され[2][3]，そのなかに摂食障害の治療，とくに慢性化した症例の治療をめぐる重要なテーマが現れていると思うからである。Griffiths[4]らによれば，この症例以降，ホスピスへの転院を希望する症例が他にもあるようだ。

　成書をひもとけば，摂食障害に対する「○○療法」と銘打った治療メニューが記述され，効果が記されている。しかし，日々の診療のなかでは，慢性例を「○○療法」のプログラムに何の抵抗もなく導入できることは稀である。また，日本では摂食障害の専門家は偏在する傾向にあり，軽症から重症まで数多くの患者を抱える治療者が，それまで治療が有効だった経験の乏しい慢性例にどれだけ時間を注げるかという議論も生じる。医療制度のなかに患者のスクリーニング機能があって，マンパワーのゆとりがあると考えられるヨーロッパでも，専門病院での「難治例」集中による弊害が指摘されている[5]。第2回ロンドン国際摂食障害学会（1995年）のワークショップで「空

床が１つしかないときに，新しい症例と慢性例が紹介されてきたらどちらを先に入院させるか」という議論があった。そこでは，新しい症例にチャンスを与えるべきという意見が多かった。日本では瀕死の２人の患者にベッドが１つしかないというほど厳しい状況は現在は稀だと思われるが，将来入院ベッド数が絞られてきた場合には起こり得るシナリオである。

　これらを念頭に置き，本章では慢性化した症例の治療計画について考察する。まず，上記の英国の事例（以下「ホスピス症例」）の概略を文献１より抜粋して述べ，この治療選択をめぐってどのような議論があったかを示す。そして，日常臨床における慢性例の現実的な治療計画の例と，考慮すべきいくつかの点について検討してみたい。

英国におけるホスピス症例

（1）現病歴

　患者は24歳女性である。約9.5kgの体重減少と無月経を主訴に家庭医を受診したのは16歳のときである。高校を卒業し，大学にも入学したが，経過は悪化の一途をたどり，本人の記憶によれば11ヵ所の病院で入院治療を受けた。過去５年間はほとんど入院生活を送り，鼻腔チューブ１回，抗うつ薬等の薬物療法，本格的な行動療法や精神療法が何度も試されたにもかかわらず体重の増加はわずかであった。ホスピスへ紹介される２ヵ月前からるいそうが極度に強まり，尿失禁，褥瘡（足部），骨粗鬆症による腰椎骨折などが相次いでみられ，予後は不良と思われた。

　その頃，主治医と母親との話し合いのなかでホスピスへ転院するというアイデアが出た。このホスピスは患者が以前ボランティアとして働いたことがあり，なじみのある場所であった。母親からホスピスに打診があり，某年12月，ホスピスの医師，看護者が病棟を訪れて本人と話し合い，ホスピスでの治療可能性について評価を行った。患者は転院に賛成し，数日後に転院した。

　転院後，精神的には非常に陽気でクリスマス行事も楽しんでいたが，無理

な運動を続けており，褥瘡や坐骨神経痛などの合併症が日を追うごとに悪化した。これに対し，鎮痛剤の使用，ウォーターベッドの使用などの処置がとられた。入院後，ジヒドロコデインが使用されていたが，痛みが強まったため4日目からモルヒネ皮下注射が行われた。精神的には安定し，家族・友人などの訪問を受けたが，7日目から急速に身体状況が悪化し，8日目に死亡した。

（2）家族歴および生活歴

　父親には運動強迫の傾向があり，食生活も神経性やせ症に近かった。患者が早期思春期の頃，うつと拒食傾向が強まり，入院治療を受けた経験がある。家庭環境は不安定で，最終的に両親は離婚している。

（3）論点

　RamsayとTreasureは，この症例報告とアンケートを，英国精神医学会・摂食障害研究班の設立メンバー58名に送付した。その結果，摂食障害患者をホスピスに入院させるという考えには反対のものが多く（反対を0点，賛成を100点とするスケールで中央値が23点），この症例が治療不可能という判断にはさらに反対意見が多かった（反対を0点，賛成を100点とするスケールで中央値が11点[6]）。

　また，*BMJ*ではこの症例報告をもとに，ホスピス治療に賛成する立場[2]と反対する立場のWilliamsらの意見[3]を掲載した。反対する立場の論者は，「治療可能性がない」という判断は間違っていたこと，そしてその判断に長年患者を抱えてきた家族のうつ状態が影響した可能性を指摘している。客観的に経過を振り返れば，「この時期はよかった」「この治療は合っていた」といった時期のある症例でも，るいそう状態が再発し，それとともに家族もうつ状態に陥ると，「これまで何をやっても駄目だった」という結論になりやすいという。Williamsらは，うつ状態で安楽死が認められたオランダの症例を引き，患者・家族のうつや無力感の影響を治療者も受けることを戒め，判断が困難なときはセカンドオピニオンを求めることを勧めている。

慢性例に対する実現可能な治療計画

　このホスピス症例は，スタンダードな手法による治療目標を達成できなかった患者がホスピスで「救われた」経過とまとめることができるかもしれない。摂食障害では，低栄養状態の改善にしても，過食の軽減にしても，治療目標と結果が満足すべき対応を示すことは必ずしも多くない。低栄養状態の場合は，治療者のほうが高い目標を掲げがちであるし，過食の場合は，「過食を止めたい」と患者のほうが高い目標を掲げがちである。目標と結果の差が大きすぎると達成感が得られず，自己価値観がさらに低下することになる。したがって，実現可能な治療目標を立てることが非常に重要なテーマになってくる。

　以下，筆者の経験した慢性例のなかで，「今，現実的に目指せる治療目標にはどのようなものがあるか」ということ自体が面接の中心的な話題になったものについて，このテーマに関連する部分を中心に呈示する。

［事例1］治療目標を確認に来たケース（Aさん・34歳女性）

　Aさんは17歳頃，体重低下，胃部不快感，無月経を主訴に心療内科を受診した。しかし，体重低下が日常生活に重大な支障をきたすほどではなかったため，本人もこの時点ではあまり困っておらず，数ヵ月で治療を中断した。その後，不眠があって精神科クリニックを受診した際，摂食障害のほうが問題ではないかという点が指摘されたが，不規則にしか通院しなかった。家族が面接を受けたこともあったが本人が通院をやめたため，家族面接も自然消滅してしまった。

　高校卒業後，アルバイトをしたり家事手伝いをしたりして過ごした。ファッションには興味があり，美容院に行ったり洋服売り場を見て歩くことは楽しめる。数年前から，食べられる食品が極端に限られてきたため，高校時代の友人との交流も不自由で途絶えがちになった。

　父親が死亡し，母親と二人暮らしになってから急に将来が心配になり，相

談のためにみずからの意志で受診した。現在は，自分の食事をつくること，家事を少し手伝うこと，既製服を自分の体型に合うように縫い直すことで一日が終わってしまうという。自分でも少し行動範囲を広げたいと思っていること，現在の生活を続けている限りは疲れることもないが，生活を変えるなら体力が必要だと思っていること，標準体重を目指すのはとても無理だと思っているが生活レベルを今より上げるための体力づくりを目指したいことなどを語った。

　通院を開始したが，電車を乗り継いでの通院には予想していた以上に体力が必要なことがわかった。入院という選択肢があることも示したが，経済的心配，15年ほど続けてきた生活スタイルを大きく変えるのは恐怖心が強いこと，現在栄養状態が急激に悪化しているという兆候はなく，検査上，緊急な治療を要する異常も見つからなかったこと，今以上に体重を低下させない工夫は自分でしていることから，外来治療を継続することにした。習い事には興味を示し，将来についてもまったく悲観的ということはなかった。体力の消耗が少なくてすむように，自宅に近いところで通院先を探したいという希望に応じて，いくつか病院名を挙げた。その後は，筆者の外来には通院していない。しかし，「今回の受診は，自分の思っている治療の方向でよいかどうか確認に来たようなものだが，だいたいよさそうだとわかって安心した」と述べていたので，「専門家の意見を聞く」という本人の目的は達し，必要なときの受診はできていることが期待された。

［事例２］入院のタイミングを学んだケース（Ｂさん・27歳女性）

　Ｂさんは中学生の頃，神経性やせ症で小児科に入院した既往がある。そのときは行動療法を行って順調に体重は回復した。しかし，なぜ発症したのか，なぜ回復したのかよくわからないままであるという。

　高校・大学は問題なく過ごしたが，就職後，立ち仕事が多く，食後の胃部不快感が続き，食事量が低下した。食後すぐに嘔吐してしまうことも多くなった。その後，BMI12程度まで体重が減り，無月経もみられたため，みずから精神科を受診した。本人もこのままでは衰弱する一方であることは理解し

ていた。そして，入院することや決まった病院食を食べることなどにはあまり抵抗を示さず，約3ヵ月で7kgの体重増加をみて退院した。精神療法的な働きかけには興味を示さず，面接は行ったが，目立った進展はなかった。入院前は「体重が人より少なくても私は人と同じくらい元気」と主張していたが，入院により，体重がある程度あったときのほうが体調がよいことを「体得」した。退院後の目標として，①社会生活を行える程度の体力を温存すること，②体調の悪さに自分で気づくこと，③家族や知人に受診の必要性を指摘される前に自分で受診すること，を設定した。

　退院後はやや性急に再就職を決めてしまい，通院は不規則になった。食事に要する時間はなかなか短くならず，朝食・昼食に時間をかける余裕のない生活では食事量が低下しがちであった。BMIは15程度でそれ以上は低下しないよう努力していた。しかし，親戚との会食後に下痢をしてから体重が低下した。今回は約束通り，体重が低下し始めた時点でみずからすぐ来院し，入院した。前回と同じく，入院後は体重が増加し，退院した。

　上の2つの症例はいずれも，社会生活に対する意欲をもって受診した点で，英国のホスピス症例とは異なっている。また，継続的に治療を受けてきたのではなく，断続的な治療である点も異なっている。上記の国際摂食障害学会のワークショップで報告された，オランダで慢性神経性やせ症に安楽死が試みられた事例は小児期発症であり，一人の医師が長年治療を担当していて無力感に支配されていた可能性が議論された。日本ではヨーロッパ以上に患者と主治医のつながりが強く，主治医が転勤しても継続して長年治療を受けることが珍しくない。治療のなかで精神療法的な要素が大きければ，とくに継続の可能性が高い。治療した期間に比例して効果が現れれば一番よいが，症例によってはこのような，治療が受け入れられやすい時期に重点的に治療を行うという選択肢もあるだろう。

慢性症例の示すうつと治療者のうつをめぐって

　ホスピス転院の是非をめぐって*BMJ*ではうつの可能性が指摘されたが，慢性神経性やせ症患者のうつは見逃されやすい重要な所見だと思われる。同じ摂食障害でも神経性過食症の場合は，本人が自発的に「落ち込み」や「嫌な気分」を訴えるので見逃されにくいが，慢性化した神経性やせ症患者ではみずからうつを訴えることは少ない。摂食障害の合併症のトピックでも，大うつ病の合併が議論されるのは神経性過食症のほうが多い。また，精神分析のクライン派の立場からは，神経性やせ症の心性はいわゆる抑うつポジション（depressive position）に達する以前の問題であることが指摘されている[7]。しかし，初診時，3年後，7年後の3回にわたって，神経性やせ症の症状と，ハミルトンうつ病評価尺度等によるうつ症状について調べた研究[8]によると，34例の思春期患者のうつ得点は，初診時には高かったが，3年後，7年後の追跡時には初診時と有意差がみられるまでに軽快していた。これは主に体重回復に連動していた。3年後の中間追跡時に抑うつ的な患者は，長期的にも諸症状が続く傾向が高かったという。このように，神経性やせ症でもうつは重要な所見である可能性がある。

　筆者らの経験でも，慢性の神経性やせ症患者は，Eating Disorder Inventory-2[9]，ベック抑うつ質問票[10]などによる無力感，対人不信感，抑うつ等が強く，これらの症例のなかにはある種の抑うつ感をもつものがいると思われる[11]。ただし，慢性の神経性やせ症患者のうつは，必ずしもDSM-Ⅳの大うつ病の診断基準を満たすものではなく，いわゆる内因性うつ病の抑うつ感情とも異なっている。診断水準以前，精神分析的にもうつ以前の，おそらくは「無力感」に近いと思われる特殊なうつは，ときに宗教との親和性が高いようである。英国のホスピス症例が転院したホスピスは宗教団体によるものであり，「クリスマスキャロルを喜んで聴いた」ことが強調されるのもこの例であろう。西洋の歴史的症例も宗教との結びつきが強い[12]。ホスピス症例の死の記述に若干死を美化したニュアンスがあることも，*BMJ*誌上でこの対

処への反発を生んでいる理由の１つかもしれない。

　Goldnerらは，迅速な医学的処置が正当化される条件として，①急激な体重減少（１ヵ月に７kg以上），②けいれん，失神などのエピソード，③１分間に40未満の徐脈，不整脈，頻繁な運動誘発性胸痛，④腎機能障害，乏尿等を挙げている。筆者もこのような条件がある場合は，医学的処置を第一選択とすべきだと考える。任意入院から医療保護入院などへ切り替えたほうがよい場合もある。しかし，このような緊急性がない場合は，急性期症例と同じような体重目標などあまりに高い治療目標を設定すると，隠れたうつ，無力感や絶望感を深める可能性も強いので，QOLの維持，可能ならば向上を目標とする。ホスピス症例については，論文上の簡単な治療歴以外に情報はないが，集中的な行動療法，精神療法治療プログラムに参加させるための努力が一貫してなされたことがうかがわれる。中心静脈栄養は，コストがかかり，リスクもあり，パターナリスティックな治療であることから英国では避けられることが多く，この症例でも選択肢に入っていなかったようである。しかし，この症例には，極端な低栄養に陥った時期には中心静脈栄養等を施行し，経過の途中ではむしろ社会参加を促し，本人の生活設計を治療計画のなかに取り込みながら集中的すぎない治療を行ったほうが予後はよかった可能性もある。摂食障害の予後研究からは，完全な治癒だけでなく「部分回復」という回復の仕方もあることが知られている。入院治療後の予後を追跡したStroberらの研究によると，治療後10年目までは回復曲線はゆるやかに上昇を続け，10年で完全回復が73％，部分回復が84％であるという。完全な回復を治癒像としてイメージしていると治療者が無力感にとらわれかねないが，部分回復の可能性も考慮すれば，ホスピス症例を治療不可能と判断したのはたしかにやや悲観的だったと考えられる。

　治療が活かせずに症状が慢性的に続いている症例や，死亡に至った症例の経過を成書で見かけることは少ない。しかし，摂食障害の全症例のうち１〜２割は慢性化すると考えられている。患者数が増加している以上，慢性例も累積していくのは間違いない。慢性化した症例をすべて，治療の失敗例として考察の対象から除外するのではなく，慢性例の治療目漂の設定方法，身体

状況と気分の関連，ライフサイクルにより目標に違いがあるかなど，今後さらに検討することが必要だろう。精神科医としては，患者，家族の無力感の影響を大きく受ける可能性を念頭に置き，治療についてのアドバイスを同僚に求めるなど，無力感に完全に支配されない方策をとることが重要である。また，Williamsらが勧めるように[3]，もし可能な条件が揃えば，本当に「これまでの治療は何も効果がなかった」かどうか，患者や家族だけでなく過去の治療担当者からも情報を得るとよいであろう。治療者の変更はさまざまな理由で生じるが，いずれの場合も無力感の束縛を離れるよい機会である。時折みられるような，無力感だけが伝達されていくような引き継ぎにならない注意が必要である。慢性症例では，Aさんのように，遠方の病院まで定期的に通院するのは困難なことがあり，特別な専門家がいなくても地域の内科あるいは精神科クリニックなどでのフォローアップのほうがよい場合もある。プライマリケア医と専門病院の役割分担[16]や専門家間のネットワークのあり方について，さらなる研究が必要だと思われる。

[文　献]

(1) O'Neill, J., Crowther, T., Sampson, G.: A case study: anorexia nervosa. Palliative care of terminal psychiatric disease. *Am J Hosp Palliat Care* 11: 36-38, 1994.

(2) Russon, L., Alison, D.: Does palliative care have a role in treatment of anorexia nervosa? Palliative care does not mean giving up. *BMJ* 317: 196-197, 1998.

(3) Williams, C.J., Pieri, L., Sims, A.: Does palliative care have a role in treatment of anorexia nervosa? We should strive to keep patients alive. *BMJ* 317: 195-196, 1998.

(4) Griffiths, R., Russell, J.: Compulsory treatment of anorexia nervosa patients. In: Vandereycken, W., Beumont, P.J.V. (eds.): *Treating eating disorders: ethical, legal and personal issues.* pp.127-150, New York University Press, 1998.

(5) Vandereycken, W., Meermann, R.: *Anorexia nervosa: a clinician's guide to treatment.* De Gruyter, 1984. (末松弘行監訳, 大林正博, 熊野宏昭, 佐藤章他訳『アノレクシア・ネルヴォーザ—臨床家のための治療ガイドブック』中央洋書出版部, 1991年)

(6) Ramsay, R., Treasure, J.: Treating anorexia nervosa: psychiatrists have mixed views on use of terminal care for anorexia nervosa. *BMJ* 312: 182, 1996.

(7) 松木邦裕「心理療法例—対象の内在化過程」『摂食障害の治療技法—対象関係論か

らのアプローチ』142-153頁, 金剛出版, 1997年

(8) Herpertz-Dahlmann, B.M., Wewetzer, C., Remschmidt, H.: The predictive value of depression in anorexia nervosa: results of a seven-year follow-up study. *Acta Psychiatr Scand* 91: 114-119, 1995.

(9) Garner, D.M.: *Eating disorder inventory-2: professional manual*. Psychological Assessment Resources, 1991.

(10) Beck, A.T., Ward, C.H., Mendelson, M. et al.: An inventory for measuring depression. *Arch Gen Psychiatry* 4: 561-571, 1961.

(11) 西園マーハ文, 生田憲正, 皆川邦直他「摂食障害の長期予後に関するプロスペクティブ研究（第1報)」第94回日本精神医学会, 1998年

(12) Brumberg, J.J.: From sainthood to patienthood. In: *Fasting girls: the emergence of anorexia nervosa as a modern disease.* pp.41-60, Harvard University Press, 1988.

(13) Goldner, E.M., Birmingham, C.L., Smye, V.: Addressing treatment refusal in anorexia nervosa: clinical, ethical, and legal considerations. In: Garner, D.M., Garfinkel, P.E. (eds.): *Handbook of treatment for eating disorders. 2nd ed.* pp.450-461, Guilford Press, 1997.

(14) Strober, M., Freeman, R., Morrell, W.: The long-term course of severe anorexia nervosa in adolescents: survival analysis of recovery, relapse, and outcome predictors over 10-15 years in a prospective study. *Int J Eat Disord* 22: 339-360, 1997.

(15) 西園マーハ文「摂食障害の中長期予後と死亡例」浅井昌弘, 牛島定信, 山内俊雄他編『臨床精神医学講座S4　摂食障害・性障害』265-277頁, 中山書店, 2000年

(16) 西園マーハ文「治療文化の違いによる影響—英国における摂食障害の治療」後藤雅博編『摂食障害の家族心理教育』38-45頁, 金剛出版, 2000年

第15章

摂食障害は「エビデンスフリーゾーン」に
とどまるのか

はじめに

　「エビデンスフリーゾーン（エビデンスがない領域）」とは，英国の摂食障
害の専門家Robinsonの著書 *Community treatment of eating disorders* のなかに
出てくる表現である。成人の神経性やせ症（AN）の治療効果にはエビデン
スが少ないことに関する説明のなかで，専門家としての反省のニュアンスも
交えて用いられたものである。もちろん，摂食障害の領域でエビデンスが皆
無というわけではない。神経性過食症（BN）に対する抗うつ薬や認知行動
療法，児童思春期のANに対する家族療法に明確なエビデンスがあることを
考えれば，摂食障害の治療全体をこのように呼ぶのは不正確だろう。しかし
日本では，家族療法や認知行動療法などの，薬物療法以外にエビデンスあり
とされる治療法を行える治療者は少ない。多くの治療者にとって，摂食障害
は「自信をもって使える治療法フリーゾーン」となっているのが現状であろ
う。

　エビデンスが乏しいのは，治療法だけにとどまらない。治療動機に乏しい
場合が多い摂食障害は，受診率が低い。このため，受診者だけを観察して
も，社会全体の有病率や，受診しないケースの病理を含めた摂食障害の実態
については不明の点が多い。未受診例のなかには，治療がなくても回復する
ケースと，治療がないことで日々重症化をたどっているケースという両極端

のケースが含まれることが推測される。後者に当てはまる患者が，瀕死の状態で，突然救急外来に搬送されることも少なくない。日本にはかかりつけ医制度がなく，患者データを継続的に，また全科的に管理できず，疾患の実態に関するエビデンスフリーゾーンも大きい。そして，これが治療にも影響するという結果となっている。

　日本において，摂食障害の領域がエビデンスフリーゾーンにとどまってよい理由はないが，専門家が少ない現在，日本から新しいエビデンスを発信するのが難しいのはもとより，海外からのエビデンスも現場には届きにくい状況である。本章では，まず最近の海外の知見から，摂食障害を理解するいくつかの視点を示し，そのうえで，日本における現状と今後の課題について検討したい。

西洋か非西洋かの議論を超えて

　摂食障害が現代の文化結合症候群であるか否かについては，従来からさまざまな議論がある。たしかに，症例報告や研究報告は，北米，西ヨーロッパからのものが圧倒的に多く，「西洋」文化に親和性のある疾患に見える。1980年代に非西洋国からの症例報告も出始めたが，この時期は，インドや香港の症例では西洋の症例に比較してやせ願望が弱いことを強調するものが多かった。「非西洋国には別の病理がある」「西洋の診断基準を非西洋の患者に押しつけてはいけない」といった，非西洋の特殊性・独立性を強調する論調は，これらの論文を発表した旧植民地出身の医師の社会的スタンスでもあっただろう。一方，anorexia nervosaという病名をつくったGullの例など，西洋からの古典的な症例報告には，食べさせられることへの強い抵抗に関する記述はあるものの，「やせてきれいになりたい」といった表現はほとんどないことが知られている。古典的な症例にはやせ願望がない，現代の西洋例はやせ願望が強い，また非西洋例にはやせ願望がないという現象を統一的に理解するために，さまざまな議論が行われてきた。古典的症例にもやせ願望があったとする主張もあるが，専門家の間では，「やせ願望だけが摂食障害

の原因ではないものの，近年はメディアの影響でダイエット実践者が増え，もともと食欲コントロールに脆弱性をもつ人の発症が増えている」という考え方が一般的で，非西洋国ではまだこの傾向が顕著でないと考えられてきた。

　しかし，従来の見方を覆すメタアナリシスも発表されている[(5)]。これは，摂食障害に関する代表的な質問紙であるEating Disorder Inventory（EDI）[(6)(7)]の，さまざまな国からの報告についての検討である。EDIは，やせ願望や身体不満足など摂食障害の診断基準に直接関連する症状だけでなく，完全癖，内的感情の読み取りの困難（アレキシシミア）などの心理的な症状についても調べる。原版では8，改訂版[(6)]には11のサブスケールがある。メタアナリシスによると，1983〜2007年の研究報告を西洋群と非西洋群とに分類すると，すべてのサブスケールで非西洋群のほうが得点が高いという興味深い結果が得られた。非西洋群には，中国，チリ，イスラエル，日本，メキシコ，サウジアラビア，南アフリカ，ロシア，タイが含まれ，地理的にも文化的にも多様である。翻訳が適切かという議論はあるが，多様な報告で，翻訳がすべて非西洋国の得点を高くするほうに作用するということも考えにくく，EDIで調査する心理的傾向は，全体として非西洋国で高く，西洋国で低いと考えられる。日本の調査では欧米よりも身体不満足度が高いことなどはこれまでも指摘されていた[(8)]が，従来は「西洋に対する日本の特殊性」という視点で論じられてきた。このメタアナリシスは，日本は非西洋国として一般的な傾向を示しているという新しい視点を提供する。非西洋国のほうが得点が高いことをどう解釈するかは，今後検討が必要である。非西洋国は全般的に神経症的傾向が強く，これがEDIの各サブスケールに反映するという解釈も示されているが，無力感，完全癖など心理面の問題が大きい社会に痩身カルチャーが持ち込まれたら，これまでの西洋以上に摂食障害を生じてしまう可能性があるだろう。

　このメタアナリシスは，西洋，非西洋という切り口に加えて，対象が一般人口か患者群かという切り口でも解析している。その結果，西洋よりも非西洋国のほうが得点が高い傾向は，一般人口でも患者群でもみられたという。

また，全体の因子構造は，一般人口と患者群とで差はなく，西洋国も非西洋国も同じであった。論文では，従来の文化比較は平均値の比較にとどまり，因子構造までは見ていないものが多かったことを指摘し，平均値は異なっても因子構造は同じ，という差のあり方に注目している。平均値の違いを重視すれば西洋と非西洋の差が強調されるが，構造が同じならば，基本的には類似性のほうが大きいと考えることも可能である。今後は，西洋と日本の違いといった視点を超えた解釈が必要になってくるだろう。

発症率・有病率・メディア

日本では，発生率と有病率を混同して論じられることがあり，「摂食障害は，日本ではヨーロッパ以上に増えている」「とくに過食症は爆発的に増え，日本は大変な状況である」というような論調が聞かれることが少なくない。これは科学的に正しいだろうか。

ヨーロッパでは，ANについては，新規発生は増え続けているわけではなく，一定の値で安定しているという報告がある[9][10]。これを踏まえ，Currinらは，英国のプライマリケア医の登録データを用いてANとBNの新規発生率を調査した[11]。その結果，ANについては，1988～2000年の12年間の発生率はほぼ一定で，2000年では全人口10万人あたり4.7人，若年（10～39歳）女子10万人あたりでは20.1人であった。一方，BNについては，1992年頃から増加がみられたが，1996年以降減少し，2000年にはピーク時と比べ38.9%の減少がみられた。全期間を通じて，プライマリケアでみたBNの発生率はANの発生率より高く，BNの発生率が減少傾向にある2000年においても人口10万人あたり6.6人であった。BNの減少を年代別にみると，減少しているのは20～39歳の層であり，10代では一定であった。Currinらは，この変化に対して，いくつかの解釈ができるとしている。1992年にダイアナ妃の伝記[12]が出版され，摂食障害の闘病の様子がくわしく紹介されたことによって受診のハードルが下がり，それまで未治療だった患者が受診したこと，その後，年代の高い未受診患者で受診する者は受診し尽くし，プライマリケア医が観察

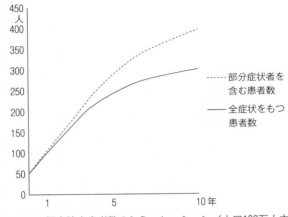

図15-1 摂食障害患者数のシミュレーション（人口100万人中）

できる新規発生率は低下したという解釈がその１つである。1997年のダイアナ妃の死亡以降，メディアで取り上げられる機会が減ったことも，この傾向を強めた可能性があるという。また一方，摂食障害の援助団体であるBeatでの相談件数は年々増えており，近年は，必ずしもプライマリケア医に相談する患者ばかりではないという解釈も成り立つとしている。

　摂食障害に慢性化する例がある以上，日本でも有病率が年々増加するのは当然であるが，新規発生率が増えているのか，西洋と同じく頭打ち状態かは今後研究が必要なテーマである。ある時期から有病率が増えたと推定される疾患では，流行を通り越して社会に患者が飽和している時期よりも，流行初期の患者の増加率のほうが目を引きやすいという現象が生じる。図15-1に，英国のように人口10万人あたり毎年約５人のANの新規発生があるとした場合の10年間の有病率のシミュレーションを示す。ANの回復率の例として，継年データにくわしいStroberらのデータ[13]を用いる。また，後の議論のなかでわかりやすい数字にするために，人口100万人での患者蓄積のシミュレーションとする。Stroberらは，身体の回復のみの部分回復率と，心理面でも回復した完全回復率を示しているが，完全回復率は，観察開始後２年ま

表15-1　日本における摂食障害疫学データ（文献15より抜粋）

	1980年	1985年	1992年	1998年
対象施設数	1030	5283	5057	23041
回収率	33.0%	64.3%	37.4%	61.0%
AN患者数	980	2391	2068	5417
人口10万対推定AN患者数	2.2〜2.75	2.9〜3.7	3.6	8.3〜11.9
BN患者数	―	―	699	3201
人口10万対推定BN患者数	―	―	1.1	4.3〜5.9

では0％，3年後に1％，5年後に18％，7年後に59％，10年後に73％，12年後以降は77％で一定と，5〜10年後に回復者が多い。人口100万人の町で毎年50人の新規患者が発生したとしても，このように5〜10年後に回復者が多い回復曲線の場合，蓄積する患者数のカーブは図のように緩やかになっていく。流行の初期には有病率が数年で5倍になることがあっても，病気が社会に浸透した後は，数年前と比較して2倍以上にはならないという現象が起きる。BNについては，ANほどくわしい継時的回復率が明らかになっていない。また，このシミュレーションは，再発などの因子を除いたごく単純化したものだが，BNに対しても同様の考え方をすることは可能だと思われる。つまり，日本において，ヨーロッパよりも，ANに比較したBNの増加率が著しく大きく見えても，日本が特別にBNを作り出しやすい社会であるという解釈よりは，BNの流行がANより遅れて始まったという解釈のほうが妥当だと思われる。

　日本におけるこれまでの継時的調査としては，心療内科医を中心とした厚生労働省研究班による研究がある[14][15]。表15-1に概要を示すが，これは，病院受診者を対象とした調査である。調査対象の病院は心療内科には限らないが，病床をもつ病院が中心である。1992年の調査時と1998年の調査時で，人口10万人あたりのANの推定患者数は3倍，BNは5倍になったこと，AN：BNの割合が3：1から2：1となり，BNの割合が増加したことが指摘されている[14][15]。ヨーロッパからの報告では，未受診者も含めた地域の推定患者数としては，BN患者のほうがAN患者より多く，1995年のオランダの報

告では，年間新規発生率はAN：BN＝1：4である。この報告では，プラ
イマリケアではAN：BN＝1：1，精神科専門機関では3：2でANのほう
が多くなっている。

　表15-1の1998年のデータからみると，受診者から推定した日本における
患者数は，人口100万人あたりANが約100人，BNが約50人で計150人であ
る。日本では，地域での真の有病率は不明だが，学校保健等のデータからす
ると，他の先進国からかけ離れた数値ではないことが推定される。Robinson
らによると，英国ではANとBNを含めた摂食障害患者数は人口100万人あた
り7500人と推定され，これに比べると，表15-1はかなり小さい数値になっ
ている。また，Robinsonらの施設への年間紹介患者数を人口100万人あたり
に換算すると300〜350人になるという。これらのデータを検討した印象と
しては，日本では，地域に未治療の摂食障害患者，とくに過食症者が多く存
在しているのではないかと思われる。オランダのデータでは，地域のBN患
者中プライマリケアを受診するのは9人に1人に過ぎない。日本では，年々
受診率は増えながらも，まだヨーロッパより低い可能性がある。表15-1は
病床をもつ医療機関での調査を中心としており，海外でいえば専門施設相当
のものが含まれ，ANのほうが多いのは納得できる。しかし，日本では，か
かりつけ医を通さずこれらの機関に最初から相談するケースもある。このよ
うなプライマリケア的患者も含まれた数字としては，BNが少ない印象であ
る。日本においてもプライマリケアの場での受診実態，また受診者のなかの
ANとBNの比率を検討する必要がある。プライマリケア的な医療機関の受
診者が少なくともAN：BN＝1：1になっていなければ，日本においては
かなり重症のBNしか受診していないことになり，治療について論じる場合
も他の先進国とは異なった対象を見ていることになる。中井らは，精神科，
心療内科という専門性のある開業3診療所において，摂食障害患者中，BN
が52％，ANが25％だったことを報告しており，診療所レベルではBN受診
者が増えている可能性は高い。小児科，内科等のプライマリケア医も含めて
今後検証が必要である。

　上記のオランダの報告では，プライマリケア医での受診率がAN：BN＝

１：１なのに対し，英国ではプライマリケア医レベルでもBNのほうが多い状態なのは，メディアでの認知の影響もあるかもしれない。日本では，BNの受診者率が上がっているのはたしかなデータである。カリスマ的患者の存在なしに受診率が上がっているのは，各職種の啓発の成果かもしれないし，切羽詰まった受診が増えているということなのかもしれない。いずれにせよ，今後治療の充実が求められるのは間違いない。

地域における摂食障害治療学

近年，世界的には，摂食障害の治療において，入院治療はできるだけ避けるという考え方が強い。これは治療理念でもあり，医療経済的な背景もある。入院治療を避けるという治療方針は，そのぶん地域での治療を充実させるという努力とセットで立てられているが，日本では，地域における摂食障害治療という考え方がまだ普及していない。

入院させずに地域で，というのは統合失調症についてはよく知られた治療方針であり，そのための治療法の開発やかかわる職種の充実などは，1980年代以降の精神医療の発展の歴史そのものといってもよい。近年は気分障害についても，復職支援など，薬物療法や精神療法以外の援助法が開発されてきた。アルコール依存症など依存性の問題でも保健センターに酒害相談が設けられるなど，地域精神保健のなかで認知されてきている。しかし，摂食障害は，地域精神保健においてあまり知られておらず，提供されるサービスもきわめて乏しい。もし，アルコール専門病棟と同程度に摂食障害の専門医療機関があり，保健センターに相談窓口があり，治療が必要なケースをこれらの医療機関に紹介でき，各医療機関あるいは保健センターで社会復帰プログラムが提供できれば，かなり治療のレベルは上がると推測される。

地域精神保健や社会復帰訓練になじみがない理由として，摂食障害が長く心療内科の範疇の疾患であったことも関係しているかもしれない。摂食障害が流行し始めた当初，ほとんどの患者はANであった。極端な低栄養患者は精神科医には扱い切れず，心療内科で治療を受けるものが多かった。しか

し，心療内科では「地域心療内科学」的分野は大きくなく，入院期間を短く
して地域へ，またデイケアを活用して社会復帰へ，という考え方は中心的で
ない。今でもANの入院期間は精神科より心療内科のほうが長いことが多い
が，伝統的に心療内科では，治療理念として，「時間がかかっても専門家が
きちんと治す」ことを目指す傾向が強いと思われる。心療内科で行われてい
る再養育療法などもこの範疇で捉えられる。また，「身体を治すこと，症状
を治すことが社会復帰の第一歩」という考え方も強い。これは多くの患者に
とって正しい考え方なのだが，患者のなかには，社会復帰のトレーニングを
行うことが症状コントロールに逆に役立つというケースも多い。このように
考えると，社会復帰学の部分は，精神科が技術提供できる分野ではないかと
思われる。とくにBNでは，「症状がおさまってから仕事を探す」と考えて
いると変化がないまま何年も経過してしまうのは，多くの臨床家が経験して
いることであろう。

　Robinsonの著書のなかでは，地域における精神科治療チームの活動が紹
介されている。看護師，精神科ソーシャルワーカー，心理職，作業療法士等
が連携して地域生活を支えるスタイルは，地域での統合失調症の援助の場合
と重なる。地域治療命令が出ているのに外来を受診しない患者に対し，看護
師が体重計を持って家庭訪問するというようなことも行っている。

　Robinsonは，著書 *Severe and enduring eating disorder*（*SEED*）[17] のなか
で，慢性の摂食障害と慢性の統合失調症を比較して論じている。この2つは
疾患の発生や病理が異なり，並べて論じられることはほとんどないが，慢性
化予防や再発防止については，摂食障害の治療において統合失調症の治療概
念を参考にできる部分もある。とくに，「再発のサインに自分で早く気づ
く」というような心理教育的働きかけは重要である。統合失調症の治療で使
用される危機時対応カード[18]を摂食障害でも用い，再発したときにどのような
対応を希望するかについて，病状が安定しているうちに本人と話し合ってお
くというような試みも紹介されている[19]（第2章「事前指示」参照）。摂食障
害は入院で症状を軽減することはできても，その状態を家庭で保つのが非常
に難しい。日本でも地域における治療が発展することが望まれる。

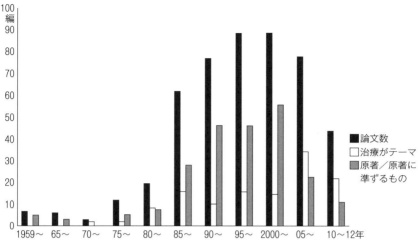

図15-2　日本における精神医学関係学術誌における摂食障害関連論文数の変遷

日本の現状と今後の展望

　図15-2は，日本語で出版されている精神医学領域の代表的な学術誌（『精神医学』『精神科治療学』『精神神経学雑誌』『日本社会精神医学会雑誌』『臨床精神医学』）に発表された，摂食障害をテーマとする論文数の推移である。論文のなかには，原著，症例報告，特集における総説などさまざまなタイプの論文が含まれる。これらを，便宜上5年ごとの区分で示した。最初の区分には，1960〜64年の5年分に1959年の1件も含めて示した。最後の区分は，2010〜12年の3年分である。図15-2には，全論文数のほか，このなかで治療をテーマとしたもの，また原著と原著に準ずるものは別に示した。原著の定義は雑誌によって異なるため，学術的考察のある症例報告や，研究報告の短報など，査読があって一定水準の学術的なレベルに達していると思われる論文は原著に準ずるものとして扱った。

　図15-2を見ると，全体の傾向としては，精神医学分野における摂食障害

に関する論文は減少傾向にあるといわざるを得ない。これはどのように解釈できるだろうか。原著については，英語論文が増えている可能性はあるが，図15-2が示す近年の原著の減少傾向を補う以上の英語論文が発表されているとは考えにくいし，もし英語で新しい知見が次々に発表されているとしても，その知見や話題が広く専門家の間で共有されているとは言いがたい。臨床心理学分野等の傾向も知らなければ，日本全体で摂食障害への関心が減っていると結論づけることはできないが，患者数が減っていないわりには，摂食障害領域の研究の数，そしておそらくはこの領域の専門家の数が減っていると結論づけることは，的外れではないと思われる。摂食障害センター設立のための講演会で，日本における問題点として専門家の高齢化が挙げられたこともこの印象と一致する。注目すべきは，原著論文の著しい減少に比較し，治療をテーマにした論文は，減少しながらもある程度の数を保っていることである。すなわち，特集等は時々組まれており，現場で対応に苦慮する治療者への解説的な論文のニーズは減っていないと考えられる。

　エビデンス重視の時代に論文数が減少しているのは，憂慮すべきことである。摂食障害領域の研究が難しいのは海外でも同様で，だからこそ「エビデンスフリーゾーン」という表現も使われているわけだが，NICE ガイドライン[20]などを見ると，当事者にエビデンスのある治療を提供するのは治療者の務めと考え，何とかエビデンスを得る努力が払われている。

　ランダム化比較試験が良質な研究の条件とされるなど，治療研究に関するグローバルスタンダードが高くなった結果，国内でも研究が発表しにくくなっているといえるかもしれない。しかし，国内の一施設での研究成果を他の施設で活用する方法を検討したり，一施設研究の数々をメタアナリシスの考え方に近い形で統合するなど，これまで発表された国内の小さいエビデンスを封印しない努力は可能であり，また必要ではないかと思われる。日本では，人手のないなかで研究を行うのは現場の負担も大きく，研究への違和感もしばしば聞かれる。グローバルスタンダードからみれば多施設研究も必要となるので，今後，各施設，また臨床と研究の場をつなぐ組織や人材が求められるだろう。

　治療研究が難しいからといって，日本の摂食障害の領域が「サンクチュア
リ」化してしまっては，治療の質を向上させるためにも望ましくない。今で
きることの1つに，専門家の裾野を広げることがあるだろう。これまでの摂
食障害学会の活動を通じ，心療内科と精神科との交流は進み，関連職種のな
かにも摂食障害に興味をもつ人は増えている。しかし，多職種協働で治療を
する際のトレーニングはいまだ不十分な面がある。これについては，海外で
の摂食障害に関する専門家トレーニングの試みが参考になる。たとえばスコ
ットランドには，公営医療（National Health Service Scotland）が運営する
Eating Disorders Education, Accreditation & Training in Scotland（EEAT）[21]
という組織がある。これは，医師，看護師，心理職，作業療法士，精神科ソ
ーシャルワーカーなど，それぞれの職種での正規のトレーニングを終了した
ものに，摂食障害治療者として資格を認定するものである。学会，ワークシ
ョップ，eラーニングなどで学ぶこと，また，EEATが認定するスーパーバ
イザーから定期的にスーパービジョンを受けることが資格申請の条件であ
る。スーパーバイザーの元の職種も上記のようなさまざまなものがある。こ
のように治療者の裾野が広がれば，単に治療者の数が増えるということにと
どまらず，それぞれの職種の仕事や効果を客観的に見るニーズも高まり，治
療研究の発展につながることが期待される。

　海外では治療が充実している一方で，極端な低体重の自分の写真をネット
で掲載するAN的な生き方を宣伝する「プロアノ（pro-anorexia）」サイトな
ども話題になっている。発信者との接触も可能なため，従来の痩身モデルの
写真以上の悪影響も懸念され，有害サイトとして指定すべきだという意見も
ある。日本でも気をつけるべき問題であろう。また，注意すべきもう1つの
問題として，中高年発症ケースがある[22][23]。日本でも中年以降の症例の存在は知
られているが[24]，海外からの報告では，中高年以降，身体疾患，手術等により
体重が激減したのをきっかけに体重を戻したくないというような発症様式が
あるという。

　このように，歴史的なイメージである「裕福な子女に多い思春期やせ症」
とはかけ離れた事態が，社会では日々進行中である。治療者や研究者は，安

全ゾーンにとどまらず，仕事を進めていくべきであろう。受診者が増え，年齢も病理も多様化している現在，当事者のニーズに合致した援助を提供するためには，さらなる研究の発展が必要である。

［文　献］

（1）Robinson, P.H.: *Community treatment of eating disorders.* Wiley, 2006.

（2）DiNicola, V.F.: Anorexia multiforme: self-starvation in historical and cultural context: part II: anorexia nervosa as a culture-reactive syndrome. *Transcult Psychiatr Res Rev* 27: 245-286, 1990.

（3）Vandereycken, W., van Deth, R.: *From fasting saints to anorexic girls: the history of self-starvation.* Athlone Press, 1996.

（4）Habermas, T.: In defense of weight phobia as the central organizing motive in anorexia nervosa: historical and cultural arguments for a culture-sensitive psychological conception. *Int J Eat Disord* 19: 317-334, 1996.

（5）Podar, I., Allik, J.: A cross-cultural comparison of the eating disorder inventory. *Int J Eat Disord* 42: 346-355, 2009.

（6）Garner, D.M., Olmstead, M.P., Polivy, J.: Development and validation of a multidimensional eating disorder inventory for anorexia nervosa and bulimia. *Int J Eat Disord* 2: 15-34, 1983.

（7）Garner, D.M.: *Eating disorder inventory-2: professional manual.* Psychological Assessment Resources, 1991.

（8）中井義勝「Eating disorder inventory（EDI）を用いた摂食障害患者の心理特性の検討」『精神医学』39巻，47-50頁，1997年

（9）Fombonne, E.: Anorexia nervosa: no evidence of an increase. *Br J Psychiatry* 166: 462-471, 1995.

（10）Hoek, H.W., van Hoeken, D.: Review of the prevalence and incidence of eating disorders. *Int J Eat Disord* 34: 383-396, 2003.

（11）Currin, L., Schmidt, U., Treasure, J. et al.: time trends in eating disorder incidence. *Br J Psychiatry* 186: 132-135, 2005.

（12）Morton, A.: *Diana: her true story.* Michael O'Mara Books, 1992.

（13）Strober, M., Freeman, R., Morrell, W.: The long-term course of severe anorexia nervosa in adolescents: survival analysis of recovery, relapse, and outcome predictors over 10-15 years in a prospective study. *Int J Eat Disord* 22: 339-360, 1997.

（14）中井義勝「疫学と予後」石川俊男，鈴木健二，鈴木裕也他編『摂食障害の診断と治療―ガイドライン2005』1-4頁，マイライフ社，2005年

（15）中井義勝「わが国における摂食障害の疫学調査」「摂食障害治療ガイドライン」作成委員会編『摂食障害治療ガイドライン』19-23頁，医学書院，2012年

（16）Hoek, H.W.: Epidemiology of eating disorders. In: Brownell, K.D., Walsh, B.T. (eds.): *Eating disorders and obesity: a comprehensive handbook. Third Ed.* pp.237-242, Guilford Press, 2017.

（17）Robinson, P.: *Severe and enduring eating disorder (SEED): management of complex presentations of anorexia and bulimia nervosa.* Wiley-Blackwell, 2009.

（18）Sutherby, K., Szmukler, G.: Crisis cards and self-help crisis initiatives. *Psychiatr Bull* 22: 4-7, 1998.

（19）Page, L.A., Sutherby, K., Treasure, J.L.: A preliminary description of the use of 'Relapse Management Cards' in anorexia nervosa. *Eur Eat Disord Rev* 10: 281-291, 2002.

（20）National Institute for Health and Care Excellence（NICE）.（http://www.nice.org.uk）

（21）Eating disorders education & training Scotland.（http://www.eeats.co.uk/）

（22）Beck, D., Casper, R., Andersen, A.: Truly late onset of eating disorders: a study of 11 cases averaging 60 years of age at presentation. *Int J Eat Disord* 20: 389-395, 1996.

（23）Tobin, D.L., Molteni, A.L., Elin, M.R.: Early trauma, dissociation, and late onset in the eating disorders. *Int J Eat Disord* 17: 305-308, 1995.

（24）田村奈穂，石川俊男「摂食障害の30代以降発症例の特徴と治療」『精神科治療学』27巻，1281-1286頁，2012年

コラム⑧
「専門」治療とは何か

　日本では，摂食障害の治療を必要とする人々に治療がきちんと届かない状況が続いている。日本摂食障害学会でも治療機関を増やすべくさまざまな活動を行っているが，具体的な改善はまだみられていない。

　ただ，実は専門家の間でも「専門治療機関」のイメージするものは多様である。研修や研究部門を備えた大規模な機関として語られることもあれば，摂食障害に特化した病棟が提示されることもある。一方で，他の疾患に混じって摂食障害も抵抗なく受け入れる病院を増やす必要性が語られることもある。

　「専門治療機関を」という訴えに対して，「日本に1つ作ってどうする？」という声も聞かれる。この疑問にどう答えるかは，専門機関の機能によるだろう。医療者の研修や治療モデルの発信が中心ならば，日本に1つでもいいだろう。しかし，「病状が軽い人も重い人もすぐ診てくれる病院」となると，各都道府県に1つでも足りないくらいである。一方で，とにかく重症者の救命をやってほしいという声も聞く。医療保護入院を受けられ，かつ極度の低栄養に対する内科治療も充実した「摂食障害ICU」のような場所があれば理想的だが，こうなると対応患者数は限られ，軽症者には手が回らないだろう。

　「専門治療機関」というとき，入院病棟だけが語られがちなのが問題かもしれない。もし病棟ができるとしたら，一般医から専門外来へ，そしてデイケアや入院へという流れが必要であり，軽症者の治療は一般医にお願いし，専門家はそのサポートを行う，といったことがセットでなくては機能しないように思われる。東京に1つだけ病院ができて，瀕死の患者を遠方からヘリコプターで運ぶというようなシナリオはドラマティックではあるが，あまり望ましいとは思えない。筆者が訪れた英国のある摂食障害ユニットは，人口約100万人の地域で，入院14人，デイケア6人，地域患者200〜300人を担当していたが，「段階的治療モデル（stepped care model）」で治療を提供するとホームページに記されている。軽症者は一般医が診療し，より重症の患者を段階的にユニットの専門外来，デイケアあるいは病棟へ送るということである。

　英国ではこのような摂食障害専門ユニット（Specialist Eating Disorder

Unit：SEDU）のほかに摂食障害専門病床（Specialist Eating Disorder Bed：
SEDB）もある。たとえば児童期の場合，成人用SEDUに加えて児童用SEDU
を各地域に設けるのはさすがに難しく，児童病棟のなかにSEDBを確保すると
いうことになる。現在日本にはSEDUはないためSEDBに近い治療が行われる
が，問題は，摂食障害患者は好まれず，主治医が周囲に遠慮しながら治療する
状況が多いことである。これをSEDBとして堂々と治療するためには，スタッ
フの研修，治療プログラムの充実などが必要であろう。この場合も，一般医か
らこれらの病院へという流れは重要である。日本でも，専門家側の病院が満床
で一時的に地元の身体科に入院依頼するような場合，電話指導や往診の試みも
行われつつある。このような実践に関する理論的な裏づけや責任の所在につい
ての考え方も整えていかなくてはならない。

　病棟全体が摂食障害という状況と，多様な疾患が混在する状況では，風景が
違うものである。摂食障害患者が増えた際の患者同士の「競争」に対応する難
しさは，プログラムを導入すればある程度軽減する。この極限がSEDUの入院
部門であるが，病棟が「体重増加工場」のようにならず，患者の個別性や入院
中断者にも対応するためには，病棟の外で個別性に対応した丁寧な診療が行わ
れる必要がある。

　海外では入院は重症例のみだが，日本では，外来での心理療法や多職種援助
に難しさがあるため，入院の活用も選択肢だと思われる。専門家の間では，糖
尿病の教育入院のような，早期の「食事健全化・心理教育」短期入院はどうか
という意見も出ている。体重が数kg減った高校生が休暇中に入院するような
イメージである。これならば一般病棟でも対応可能な範囲ではないだろうか。
このように，海外の治療の輸入だけでなく，日本の現状に合った援助で補完す
ることも必要だと思われる。

　摂食障害は，心身医学モデルがよく適合する対象が多い一方で，長期化した
症例は，不思議なことに，統合失調症の治療モデルが役に立つ部分も多い。で
きるだけ外来治療を維持すべきであること，症状のみならず生活への援助が重
要であること，再発サインへの注意，家族が巻き込まれすぎないための対応等
である。これまでこの領域には心療内科医が多かったが，ぜひ社会精神医学の
センスをもった精神医学領域の方々にもご参加いただきたいと願っている。

第16章
摂食障害の啓発と発症予防

はじめに

　社会には痩身に関する情報が溢れており，危険なダイエットを勧める情報が摂食障害を引き起こすのではないかと危惧する声も多い。しかし，摂食障害の発症要因は複雑であり，ダイエットの危険を強調するだけでは発症を防ぎ切れない面もある。

　摂食障害の発症や受診行動に関連する因子と啓発については，図16-1のようにさまざまな要素がある。発症には，性格や体質など個人の要因，家族の要因，学校での勉強や部活，あるいは職場でのストレスや対人関係等，さまざまな因子が関連する。これらによって本人の自己価値観や安全感が揺らいだときに，ダイエットが一時的な自信を与えてしまうというケースは多いであろう。発症にかかわる要因を減らす方法として，海外では，低体重のファッションモデルはメディアに登場させないという取り組みも行われている。また，従来型のメディアとしての刺激に加え，ピアからの影響という要素をもつソーシャルメディアの危険性も論じられるようになっている。そして，これらの影響を受けやすい思春期女子に対するさまざまな啓発活動が行われている。

　一方，摂食障害に対する社会全体のスティグマにも注意が必要である。摂食障害は，患者が病状を否認しやすいという病理の性質上，周囲の勧めがな

210

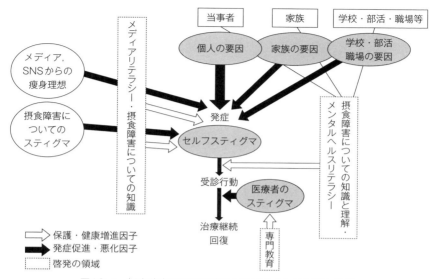

図16-1　摂食障害の発症や受診行動にかかわる因子と啓発

ければ治療を開始できないことが多い。家族や教員が偏見なく摂食障害に早期に対応できるかどうかは，その後の経過に影響する。図16-1の受診行動や治療継続にかかわる部分である。これには，摂食障害だけでなく，精神科疾患や治療全般についてのメンタルヘルスリテラシーも必要になる。また，治療にかかわるような近い関係にはなくても，同級生，同僚，親族などが本人の治療を見守れるかどうかは，その後の回復や社会参加に大きな影響がある。このように，摂食障害の啓発や発症予防には多くの重要なテーマがあるが，国内のエビデンスはまだ多くない。ここでは，海外で報告されたさまざまな実践から，今後日本で何ができるかについて検討する。

若年女性向けの啓発と発症予防

　若年女性に対する啓発や予防教育の試みは古くから行われている。海外では，保健体育の授業のなかで，「自己評価と身体」などのテーマが取り扱わ

れることも多い。雑誌のモデルの写真が実際より細く加工されていることなどを示す教材[2]もあり，メディアリテラシーの要素も取り入れられている。しかし，予防教育については，一次予防（発症予防）と二次予防（早期発見・介入）を同時に行う試みには困難が多いことも指摘されている[3][4]。

　一次予防教育の例としては，「ダイエットをすると臓器が壊れる」「将来子どもが産めなくなる」などの危険性を強調する授業がある。教育を行う側からすると，伝えるべきメッセージは明確であり，国内で予防教育を実践しようとする場合にまず行われる方法であろう。危険薬物の使用を禁止するための予防教育と同じスタンスだといえる。しかし，摂食障害の教育では，目の前の生徒のなかにダイエット中のものが含まれる可能性が薬物の場合以上に高い。「ダイエットをするとこんなに大変なことになる」という説明を聞くと，叱責や手遅れだと言われることを怖れ，相談から足が遠のく場合もある。「患者は下剤を使う」などの情報提供を聞いて模倣する生徒もいる。体型を重視する部活動などで仲間の摂食障害症状に接していると，摂食障害について十分な知識をもっている生徒ほどやせ願望が強い場合もある[5]。このように，摂食障害に関する情報量の多さが必ずしも予防に結びつかないことには注意が必要であろう。肥満の予防教育を行っている国では，炭水化物を「悪い食べ物」のように強調することの弊害も指摘されている[6]。

　単なる情報提供の授業ではなく，グループワークを取り入れた場合でも，こういった試みがダイエットへの関心をかえって高めてしまうという報告もある。Carterら[7]は，13〜14歳の女子生徒に，身体不満足に関する認知行動療法的なグループワークと摂食障害に関する情報提供を行った。この結果，直後には節食傾向が減少したが，6ヵ月後には増加していた。この研究には対照群がなく，この実践のために節食の程度が高まったとは言い切れないが，丁寧な心理教育を行っても，社会に溢れるダイエット情報に抗する力にならない場合もあるといえるだろう。またMannら[3]は，神経性やせ症からの回復者と，症状はあるが生活に支障はきたしていない神経性過食症患者が学生の前で話をするという予防教育を実践した。この結果，教育群は対照群に比較して，4週後に摂食障害関連症状を多く認め，また12週後に摂食障害

はよくある病気だと考える傾向が強まった。4週後の症状の増加は，初回調査時に隠していた症状について率直に回答したためとも考えられるが，Mannは，「こういう症状をもつ人はいくらでもいる」という意識が食行動の乱れを増やすおそれもあるとし，食行動異常を「普通のこと」として相談を促すのは，「自傷行為は精神医学的な問題ではなくストレス反応として普通のこと」であると強調して相談を促す手法と同じであり，その行為を増加させる危険性に注意が必要だとしている。

　予防教育が状況を悪くするエビデンスはないとするメタアナリシス[8]もあるなか，副作用に警鐘を鳴らす報告も多いのは，教育の方法論が，学校，施設，担当者によって大きく異なるためであろう。日本で予防教育を実践する際には，目の前の生徒のなかに有症者がいる可能性，教育によりダイエットへの関心を高めたり，説明する症状を模倣したりする生徒が現れる可能性を念頭に置き，確実に相談を受ける形をつくって実践することが重要であろう。

スポーツ領域の啓発と発症予防

　スポーツの分野は，パフォーマンス向上のために減量が推奨されることも多く，摂食障害に関する啓発が必要な領域である。日本の学校の部活動は練習時間も長く，生徒に及ぼす影響が大きい。今後は，指導者への啓発や，対応指針が必要になると思われる。

　スポーツの分野では「女子アスリートの三徴」という用語がよく知られている（コラム①参照）。しかし，利用可能エネルギー不足，無月経，骨粗鬆症という三徴を摂食障害の一次予防や二次予防に使用するのにはいくつかの問題がある。以前は，「利用可能エネルギー不足」はdisordered eating（食の乱れ）とされ，過食も含めて考えることが可能であった。スポーツ選手には，即効的な体重減少を求めて嘔吐をし，その結果，過食嘔吐が習慣化するものも多い。しかし「利用可能エネルギー不足」という表現では，過食や嘔吐をイメージしにくく，神経性過食症を発見しにくいのは問題であろう。ま

た，無月経は，本人が言わなければ確認できない。女性選手のコーチは男性であることも多く，摂食障害かどうかの判断のために月経について問いただすのはあまり適切でない場合もあるだろう。無月経はDSM-5の診断基準からは削除された項目でもある。DSM-Ⅳでは「3ヵ月間連続する無月経」が診断項目だったが，DSM-5ではより軽症でも診断できる。「女子アスリートの三徴」を基準にすると，これらの軽症者は診断できないということになる。また，骨粗鬆症の正確な診断には，本人が検査に行く必要がある。スポーツ指導者に早期発見を呼びかけるためには，三徴以外の初期の行動面の特徴について啓発を行う必要がある。たとえば，自己流のダイエットや練習に没頭して仲間から孤立する，食事や食後後に単独行動が多いなどである。

　海外からの報告では，スポーツジムのトレーナーには，摂食障害歴のある人が一般人口より多く，ジムの利用者にも食の乱れを示す人は少なくないとされている。ノルウェーでの調査⁽⁹⁾では，トレーナーのうち，食の乱れに関する知識があるという回答は89％だったが，実際に正しい知識をもっていたのは29％であった。利用者のなかに摂食障害らしい人がいるという回答は49％で，食の乱れへの対応法がわかるという回答は47％であった。

　ノルウェーやオーストラリアでは，スポーツジムのためにガイドラインがつくられている⁽⁹⁾。摂食障害が疑われる利用者に話しかける責任者を決めておく，相談を勧める，低体重の場合は運動可能という医師の診断書の提出を求めるなどである。日本でも今後はこのような対応が必要になるだろう。

一般人の意識，スティグマ

　疾患に対する偏見や，患者について型にはまった見方をすることは，その疾患に対するスティグマと呼ばれる。従来，精神科領域では，統合失調症などの疾患に関するアンチスティグマ活動が行われてきた。近年の摂食障害に対するスティグマの調査では，摂食障害者は，好きでダイエットをやって病気に陥っているという「自分で招いた病気」説，気の持ちようで何とかなるという「軽い病気」説などがみられる⁽¹⁰⁾。

　Aliらは，摂食障害者の受診行動に対する研究の系統的レビューを行い，受診行動を妨げる因子のなかで最も多かったのはスティグマや恥の感覚であったとしている[11]。病気の否認や治療不信なども挙がっているが，それ以上に，当事者が摂食障害を恥ずかしいもの，周囲に理解されない病気だと思うことが受診行動を妨げているということになる。2017年に改訂されたNICEガイドラインでも，冒頭の治療原則の部分で，当事者はスティグマや恥の感覚のために相談しにくいことを理解するよう記されており[12]，近年注目されている視点である。

　女子大学生に事例を提示して調査したMondらの研究では[10]，神経性やせ症に対するイメージには共感的なものもみられる一方，「虚栄心のせい」「本人のせい」など否定的なものもあった。神経性やせ症についての映画やテレビ番組を見た人は，当事者の苦悩を理解できる率が高く，「自分で何とかするべき」とする率が低かった。一方で，やせられるのなら神経性やせ症になるのも悪くないという回答もあった。Geerlingらの研究においても[13]，神経性やせ症は，大うつ病よりも否定的にみられる一方で，賞賛者もいたという結果が示されている。この論文のサブタイトルは「苛立ちと賞賛」となっているが，若年女性に対しての一般的啓発においても，教室での予防教育と同様の注意が必要だと思われる。

　スティグマとは，本来，身体上の徴（烙印）によって偏見・差別が起きるというものだが，神経性やせ症は，身体面の病理が周囲にも明らかであり，他の精神疾患以上に身体に根差したスティグマが向けられやすい。一方，神経性過食症は，身体面の徴はないのが特徴的である。症状を知ったときの周囲の驚愕や，どのような症状を隠しているかわからない人というイメージが，奇異の目を引き起こすといえる。「激やせ」「隠れて大量の食べ吐き」など，メディアが強調しやすい奇異性を超えた正しい知識を啓発することが必要である。

専門職への啓発

Flemingらは1992年に，医師，看護師，医学生，看護学生に対する調査を行い，「摂食障害は本人の責任」と見なす率は統合失調症よりも高いことを示した。⁽¹⁴⁾また，その疾患の治療を好む度合いは，摂食障害は統合失調症より低く，大量服薬を繰り返す患者の治療よりは高い傾向にあった。ただし，医学生より医師，看護学生より看護師のほうが摂食障害を好まない程度が高かった。病棟などの重症例に接することが影響する可能性がある。また，Flemingらは，身体面が原因と考えられる疾患ほどその治療に抵抗感が少ないことを指摘し，本人の責任と考えられがちな摂食障害よりも統合失調症が好まれるのはそのためであろうとしている。

2017年には別のグループにより，医学生，心理学専攻学生を対象とした調査が行われた。⁽¹⁵⁾Flemingらの論文から25年が経過しているが，本人の責任説は依然強く，女子学生よりは男子学生，心理学部の学生よりは医学生のほうが，「本人の責任」とする見方が強い傾向にあった。この結果からは，医療関係者にも，さらなる啓発が必要であることが示唆される。専門研修のなかで接する患者が重症例だけに偏らないような努力も必要であろう。

当事者のセルフスティグマと治療

Griffithsらは，当事者がもつ「セルフスティグマ」について調査を行った。⁽¹⁶⁾その結果，当事者がしばしば感じ，また自分によくない影響がある考え方として最も多く挙げたのは，「自分で何とかするべきだ」「この病気は自分のせいだ」であった。社会のスティグマがかなり取り込まれている様子がうかがえる。神経性過食症の患者では，「自己コントロールができていない」と考えるものも多かった。また入院治療中の神経性やせ症患者の調査から，内在化されたスティグマ（セルフスティグマ）が自己評価を低くし，回復への希望を低下させているという報告もある。⁽¹⁷⁾また，摂食障害では，他の精神

疾患よりセルフスティグマが強い傾向を示したという。摂食障害の当事者は「スティグマ抵抗性」が低いことを示した研究もある。[16]この研究では，回復者はスティグマ抵抗性が高まっていることが示されている。

おわりに──啓発の方向性

　近年の研究は，社会における摂食障害への否定的イメージが，受診行動を妨げたり治療に関する悲観性をもたらすなど，当事者にも影響を及ぼすことを示している。ダイエット情報が社会全体に溢れるなか，深刻な影響を受けるのはそのうちの少数であるが，これらの人々は治療に関しても「長期化しやすい」などの悲観的な情報を選択的に取り込んでいる可能性がある。「早く治療すれば回復の可能性が高い」「経過には個人差があるのでまず相談してほしい」ことを明確に打ち出した啓発活動も必要であろう。

　精神疾患に対する偏見が強い社会では，「摂食障害は精神科の病気ではなく，ストレスへの反応として普通のこと」と強調しがちである。そうなると，Mannらが言うように，食行動異常へのハードルが低くなり，有病率が高まる懸念も生じる。摂食障害への啓発は一般的なメンタルヘルスリテラシーの向上と協働して進める必要があるだろう。専門家と疾患経験者では，啓発に有用と考える項目が異なるという報告もある。[18]疾患経験者とも連携しながら啓発を進めていくのが理想であろう。

［文　献］

（1）Mabe, A.G., Forney, K.J., Keel, P.K.: Do you "like" my photo? Facebook use maintains eating disorder risk. *Int J Eat Disord* 47: 516-523, 2014.

（2）BEAT: Fabricating Beauty-Body Talk. 2013.（https://www.youtube.com/watch?v=7maC1IGnrO0）

（3）Mann, T., Nolen-Hoeksema, S., Huang, K. et al.: Are two interventions worse than none? Joint primary and secondary prevention of eating disorders in college females. *Health Psychol* 16: 215-225, 1997.

（4）西園マーハ文「『ダイエットはやめましょう』はなぜ効かないのか？─摂食障害領

域の予防学」『日本社会精神医学会雑誌』17巻, 93-98頁, 2008年

（5）Nishizono-Maher, A., Miyake, Y., Nakane, A.: The prevalence of eating pathology and its relationship to knowledge of eating disorders among high school girls in Japan. *Eur Eat Disord Rev* 12: 122-128, 2004.

（6）O'Dea, J.A.: School-based interventions to prevent eating problems: first do no harm. *Eat Disord* 8: 123-130, 2000.

（7）Carter, J.C., Stewart, D.A., Dunn, V.J. et al.: Primary prevention of eating disorders: might it do more harm than good? *Int J Eat Disord* 22: 167-172, 1997.

（8）Stice, E., Shaw, H.: Eating disorder prevention programs: a meta-analytic review. *Psychol Bull* 130: 206-227, 2004.

（9）Bratland-Sanda, S., Sundgot-Borgen, J.: "I'm concerned-What Do I Do?" Recognition and management of disordered eating in fitness center settings. *Int J Eat Disord* 48: 415-423, 2015.

（10）Mond, J.M., Robertson-Smith, G., Vetere, A.: Stigma and eating disorders: Is there evidence of negative attitudes towards anorexia nervosa among women in the community? *J Ment Health* 15: 519-532, 2006.

（11）Ali, K., Farrer, L., Fassnacht, D.B. et al.: Perceived barriers and facilitators towards help-seeking for eating disorders: a systematic review. *Int J Eat Disord* 50: 9-21, 2017.

（12）National Institute for Health and Care Excellence（NICE）: Eating disorders: recognition and treatment. NICE guideline, 2017.（https://www.nice.org.uk/guidance/ng69）

（13）Geerling, D.M., Saunders, S.M.: College students' perceptions of individuals with anorexia nervosa: irritation and admiration. *J Ment Health* 24: 83-87, 2015.

（14）Fleming, J., Szmukler, G.I.: Attitudes of medical professionals towards patients with eating disorders. *Aust N Z J Psychiatry* 26: 436-443, 1992.

（15）Bannatyne, A.J., Stapleton, P.B.: Attitudes towards anorexia nervosa: volitional stigma differences in a sample of pre-clinical medicine and psychology students. *J Ment Health* 26: 442-448, 2017.

（16）Griffiths, S., Mond, J.M., Murray, S.B. et al.: Stigma resistance in eating disorders. *Soc Psychiatry Psychiatr Epidemiol* 50: 279-287, 2015.

（17）Dimitropoulos, G., McCallum, L., Colasanto, M. et al.: The effects of stigma on recovery attitudes in people with anorexia nervosa in intensive treatment. *J Nerv Ment Dis* 204: 370-380, 2016.

（18）Doley, J.R., Hart, L.M., Stukas, A.A. et al.: Development of guidelines for giving community presentations about eating disorders: a Delphi study. *J Eat Disord* 5: 54, 2017.

おわりに

　今回本書をまとめながら，先達の摂食障害論文集を改めて参照した。早い年代のものとしては下坂幸三先生の『アノレクシア・ネルヴォーザ論考』（金剛出版，1988年），最近では髙木洲一郎先生の『摂食障害のすべて』（日本評論社，2020年）などがある。下坂先生の著書には，1961年の詳細な症例研究も掲載されている。「女中に育てられた」など時代を感じさせる記述もあるが，精神病理を見ると，現代の症例とほとんど変わりなく，思春期の神経性やせ症の特徴はこの時点ですでに言い尽くされていたように思われる。一方，髙木先生の著書には，髙木先生のチームでなければ難しい積極的な家族援助活動などが紹介されている。これらを見ると，その後の私たちの世代はどのようにこの疾患の治療に取り組んでいけばよいのか，何か新しいことができるのか，甚だ心許ない気持ちになる。

　しかし，冷静に考えてみれば，近年のエビデンスを重視する治療というのは，特別な名医でなくても，誰にでもできる治療を目指しているともいえる。当事者が名医を求める気持ちは当然であるが，日本の厳しい現状を考えると，摂食障害は，必ずしも特別な存在ではない「普通の」医療者や援助者が，エビデンスを共有しながら，みなで力を合わせて何とか治療していくべき疾患なのではないかと思われる。下坂先生の時代と異なるのは，摂食障害が多様化していることで，多様な当事者のニーズにどう応えていくかということが，私たちそして後の世代の課題なのだろう。そのためにはやはりさまざまな立場の援助者の連携が望まれるところである。

　私自身は，摂食障害は，生物学的説明で理解できたと思ったら心理面の理解も必要になり，社会学や女性学の説明で理解できたと思ったら生物学的特徴も考慮に入れなければ説明がつかず，というように，1つの視点では全貌

が明らかにならない複雑さが興味深いと思ってここまでかかわってきた。最近は当事者の発言も盛んだが，当事者の視点と援助者の視点の両方を統合したところに治療の発展があるのではないだろうか。なかなか全貌を現さない摂食障害という手ごわい相手に対しては，「私にはこう見える」という声が多ければ多いほどよい。多くの方に興味をもっていただき，治療が充実していくことを願っている。

　最後に，日本評論社の木谷陽平さんには，企画段階から大変お世話になった。新型コロナ感染症の影響で作業が困難ななか，丁寧に論文を読み，緻密に準備を進めていただいて心から感謝している。

2022年3月　西園マーハ文

索　引

初出一覧

（本書収録にあたりいずれも加筆修正を行っている）

第 1 章　「摂食障害と思春期」『子ども学』3 巻，42-54頁，2015年

第 2 章　書き下ろし

第 3 章　書き下ろし

第 4 章　「摂食障害の長期化とそれに伴うライフサイクルの課題の乗り越え方」
　　　　　『精神科治療学』20巻，801-805頁，2005年

第 5 章　「摂食障害と妊娠出産」『精神科治療学』28巻，573-577頁，2013年

第 6 章　「摂食障害の時代的変遷」『最新精神医学』11巻，255-259頁，2006年

第 7 章　「19世紀フランスにおける摂食障害──やせ願望のない時代の『やせ症』
　　　　　と Marcé によるその記述」『日仏医学』25巻，29-36頁，2001年

第 8 章　「摂食障害対応の基本」『精神神経学雑誌』120巻，137-142頁，2018年

第 9 章　「摂食障害の治療理念」『精神医学史研究』9 巻，43-48頁，2005年

第10章　「摂食障害における病識と治療」『精神神経学雑誌』119巻，903-908
　　　　　頁，2017年

第11章　書き下ろし

第12章　「摂食障害の治療における家族の役割の変遷」『日本社会精神医学会雑
　　　　　誌』13巻，137-143頁，2005年

第13章　「摂食障害の治療戦略と薬物療法」『臨床精神薬理』18巻，407-413頁，
　　　　　2015年

第14章　「摂食障害患者にホスピス治療はあり得るか？──慢性神経性食欲不振症
　　　　　症例の治療計画」『精神科治療学』15巻，569-574頁，2000年

第15章　「摂食障害は，『エビデンスフリーゾーン』にとどまるのか」『日本社会
　　　　　精神医学会雑誌』22巻，82-90頁，2013年

第16章　「摂食障害の啓発と発症予防の取り組み」『精神科治療学』33巻，1449-
　　　　　1454頁，2018年

コラム①　「女性アスリートと摂食障害」『Monthly Book Orthopaedics』33巻，
　　　　　64-70頁，2020年
コラム②　書き下ろし
コラム③　書き下ろし
コラム④　書き下ろし
コラム⑤　「治療の理念と実践」『星和書店こころのマガジン』vol.142，2014年
コラム⑥　書き下ろし
コラム⑦　「摂食障害のリアリティー──隠れがちの問題に，今，日本でどう対応す
　　　　　るか？」『星和書店こころのマガジン』vol.177，2017年
コラム⑧　「『専門』治療とは何か──摂食障害の場合」『日本社会精神医学会雑誌』
　　　　　24巻，7-8頁，2015年

●著者──────

西園マーハ文（にしぞの・まーは・あや）

明治学院大学心理学部心理学科教授。1985年九州大学医学部卒業後，慶應義塾大学精神神経科で研修，同大学大学院修了。英国エジンバラ大学卒後研修コース，慶應義塾大学精神神経科助手，東京都精神医学総合研究所，白梅学園大学教授を経て現職。日本社会精神医学会，日本摂食障害学会，日本摂食障害協会でそれぞれ理事を務める。著書に『生活しながら治す摂食障害』（女子栄養大学出版部），『摂食障害のセルフヘルプ援助─患者の力を生かすアプローチ』（医学書院），『産後メンタルヘルス援助の考え方と実践─地域で支える子育てのスタート』（岩崎学術出版社），『摂食障害治療最前線─NICEガイドラインを実践に活かす』（中山書店），『過食症の症状コントロールワークブック』（星和書店），『対人援助職のための精神医学講座─グループディスカッションで学ぶ』（誠信書房）などがある。

摂食障害の精神医学
「心の病気」としての理解と治療

2022年5月25日　第1版第1刷発行

著　者──西園マーハ文
発行所──株式会社　日本評論社
　　　　　〒170-8474　東京都豊島区南大塚3-12-4
　　　　　電話 03-3987-8621（販売）-8598（編集）　振替 00100-3-16
印刷所──港北出版印刷株式会社
製本所──牧製本印刷株式会社
装　幀──図工ファイブ

検印省略　© 2022 Nishizono-Maher, A.
ISBN978-4-535-98512-4　Printed in Japan

摂食障害のすべて

髙木洲一郎［著］

社会文化的要因、歴史、症状、治療、そして家族療法の重要性、万引きの問題に至るまで、その多様な実態を包括的かつ平易に解説する。　●定価1,980円（税込）

マインドフル・イーティング

過食から自由になる心理学

ジーン・クリステラー＋アリサ・ボウマン［著］

小牧 元・大森美香［監訳］

頻繁にむちゃ食いしてしまう、いつも食べ物のことを考えてしまう…。マインドフルネスを身につけて、食への囚われから抜け出そう。　●定価2,750円（税込）

子どものこころと脳

青木省三・福田正人［編］　　発達のつまずきを支援する

子どもの育ちを「脳」「環境」「こころ」の視点で捉え、最良の成長・発達に向けて支援者や教育関係者に求められることは何かを考える。　●定価1,870円（税込）

精神医学ハンドブック［第8版］

医学・保健・福祉の基礎知識

山下 格［著］　大森哲郎［補訂］

診断・治療・援助をきわめた山下精神医学の「不易」の部分は残し、「実用」の部分を大幅にアップデート。ICD-11にも対応。　●定価2,640円（税込）

子どもの精神医学
ハンドブック［第3版］

清水將之［著］　水田一郎［補訂］

胎児期・乳幼児期から思春期・青年期にいたる子どもの発達と児童精神医学の知識と教養を学べる画期的テキスト。ICD-11に対応。　●定価2,750円（税込）

日本評論社
https://www.nippyo.co.jp/